歯科医院経営　労務の起死回生

櫻木　丈があなたの医院を救います

はじめに

二〇一一年九月に、『歯科医院経営　起死回生「6つの物語」』（デンタルダイヤモンド社）を上梓いたしました。

おかげさまで反響は大きく、全国の歯科医院の院長や院長夫人、また、これからご開業される予定の若いドクターからお電話やメールをいただいたり、実際にお会いする機会に恵まれたりと、自分が思った以上に櫻木 丈は必要とされているのだと実感することができました。

弊所は、ワンストップでヒト、モノ、カネに対するアドバイスができる税務・労務の合同事務所として、一九九八年にスタートしました。

この経営の3つの要素は、決して切り離すことはできません。先生方が口腔内の定期的なメインテナンスを大切にされるように、常にバランスをとるために、正確に経営の現状を把握し、将来の展望を考えていく必要があり、弊所はそのお手伝いをしてまいりました。

経営の資源はヒト、モノ、カネといわれますが、前作はそのうち、モノとカネにスポットを当てて、6つの物語ができました。

今回は、ヒトにまつわる8つの物語です。

歯科医院を開業すると経営者となりますが、開業までに「経営者」として勉強をする機会はあまりないのではないでしょうか？　勤務医時代にスタッフの採用などの人事に関わっていた、という経験をおもちの先生も、少数派ではないかと思います。そうしたなかで、開業を決めたときから採用や労働条件の決定など、すべてを自分でやらなければならないのです。

スタッフを雇用するにあたっては、労働基準法や労働契約法、労働者災害補償保険法、雇用保険法など、たくさんの法律が関わってきますが、開業するまで、それらを意識する機会は少なかったのではないでしょうか。

もちろん、それらのすべてを知らないと経営ができない、ということではありません。しかし、いまの世の中、経営者よりも労働者のほうがいろいろな法律に精通していますし、インターネット上には情報が溢れており、簡単に必要な情報を手に入れることもできるのです。よく知らなかったために意図せず法律に違反していたり、損をしていた、ということもあるかもしれません。

本書では、弊所がこれまで受けてきた、たくさんの労務相談のなかでも、とくに大きな、そしてどの医院でも起こりうる問題を取り上げています。前作同様、櫻木 丈と海音寺桜子が問題点を探り、解決へと導いていきます。本書が今後の歯科医院における労務管理のお役に立てば幸いです。

それでは、さっそく本文へ。

福田税務／労務合同事務所　　福田英一　福田真由美

本書の物語はフィクションです。実在の人物や団体などとは一切関係ありません。
ただし、第五話については、本人の許可を得て一部実名を使用しています。

CONTENTS

bookcover：CogniTom Academic Design

第一話　是正勧告をチャンスと捉えよ

【労働基準監督署からの勧告】

所長室のドアを開けて入ってきた海音寺桜子は、「はあ」と息を吐き、その場に立ち尽くした。視線は櫻木丈の背面に注がれている。「何事だ」と尋ねる前に、櫻木は椅子を一八〇度回転させて大きな窓のほうを振り返った。

「おお、雪か」

ニュースではこの冬一番の寒波の影響で、ここ福岡も大雪の恐れがあると伝えていたが、それにしてもこれほど激しい雪は珍しい。

「この雪だと、平川先生、ちょっと無理かな」

櫻木はアップル歯科医院の平川進一郎院長の真っ赤なボルボが、白銀の街を駆け抜けるシーンをイメージしながらそう言った。

「ああ、そうでした、所長。すみません。雪に気をとられていました。その平川先生がいらっしゃったんです。約束よりずいぶん早いけど、どうかなって。ミーティングルームでお待ちです」

常にクールで完璧に仕事をこなす桜子にしては珍しいミスである。切れ長の瞳を片方だけつむり、申し訳なさそうにしている桜子を、櫻木は微笑ましく見つめた。彼女が櫻木税務／労務事務所に入所して三年が経つが、こんな無邪気な表情を見せたのは初めてだ。

「大雪だから君がミスしたのか。君がミスしたから大雪なのか」

「えっ？」

「いや、冗談。平川先生をここにお通しして」

軽く会釈をしてから出て行った桜子と入れ替わるように、小麦色の肌をした平川院長が入ってきた。

「ああ、丈先生。ちょっと早過ぎたね」

「いえ、ちょうど前の仕事が片づいたところです。どうぞ、おかけになってください。先生、それにしてもいい色ですね。スノーボードですか？」

「うん、この季節はね、休日はスノボ三昧。どう？　丈先生も今度一緒に」

そう問いかけた平川院長とは対照的に、抜けるような白い肌をもつ櫻木は、口角をぐっと上げて微笑んだ。これでは答がイエスともノーともつかなかったが、祖母がスウェーデン人だという彼の端正な顔立ちと鳶色の瞳に惹きつけられ、それ以上の誘いができなくなる平川院長であった。

「それで先生、こんな雪の日にいらっしゃるんですから、お急ぎの用件なのですね?」

「そうなんだ。実は大学時代からの先輩で八木沼先生という方がいらっしゃって、昨日、久しぶりに中洲に呼び出されたんだけどね、とてもお困りのようで……。ほら、私も前にスタッフのことで丈先生に助けてもらったから、今回も力を貸してもらえないか、と……」

「ええ、もちろん。それで?」

「なんでも、労働基準監督署から勧告があったそうなんだが、いったい何を指摘されているのか、どこから手をつけてよいのか、さっぱりわからない、と。聞くと、社会保険労務士とは顧問契約をしていないそうだ。私の推測だが、たぶんかなりひどいよ。まぁ、十中八九、就業規則はないな」

そう聞いても、櫻木は驚かなかった。実績のある歯科医院でも、就業規則が定められていなかったり、あったとしてもほとんど使われていなかったりするケースは、決して珍しくないからだ。

「わかりました。先方は急いでいらっしゃるんですか?」

「せっかちな人でね。私が丈先生を自慢するもんだから、『お前の知り合いがそんなに優秀なら、三日以内によこせ』って」

櫻木は平川院長のストレートな物言いを好ましく思いながら頷き、先を促した。

「いや、でもいい人なんだよ。とくに歯科医師としては本当に尊敬できる人でね。私が予防に力を入れているのも、実は八木沼先生の影響なんだ。丈先生、忙しいとは思うけど、明日か明後日、訪問してもらえるかな?」

「わかりました。すぐに電話してみます。後はお任せください」

【三つの立ち入り調査】

労働基準監督署とは厚生労働省の出先機関で、労働条件および労働者の保護に関する監督を行う。企業や事業所が労働基準法をしっかり守っているかどうか、立ち入り調査をする権限をもっている。もちろん、だからといって、突然やって来て強制的に調査をするわけではない。事前に監査の申し入れがあり、訪れた監督官は通常、出勤簿、タイムカード、賃金台帳、労働条件通知書、就業規則などを調べる。

調査には、大きく分けて「定期監査」、「申告監査」、「再監査」の三つがある。このうち、事業所にとって重要なのは「定期監査」と「申告監査」だ。

「定期監査」は警察のパトロールのようなもので、労働局や監督署が管轄内の会社や事業所を選び、調査に赴く。実際にどんなことを調べられるのか、その傾向は労働行政方針の重点対策に表れている。

まず、「労働条件の確保・改善等」という項目には、賃金の不払いや解雇などについて優先的に監督指導を実施すると記されている。

さらに、労働条件の書面による明示の徹底や、就業規則の作成・届け出を定着させる対策の推進も掲げられている。これは労働トラブルが起こったときに、「書面にして残していない」、「そもそも規則がない」といったケースが多いからだ。労働者の不利益に繋がるのはもちろん、事業所としても大きなリスクを抱えることになる。

長時間労働の抑制も大きな課題だ。最近では長時間労働によるうつ病の発症も社会問題化しており、監督署の指導も厳しくなっている。また、これに関連して、健康診断を確実に実施するように監督、指導される傾向が強まっている。

最低賃金制度が適切に運用されているかも、チェックされる。これが意外と守られていない。実際、残業時間を含めた実労働時間で一時間あたりの賃金額を算出すると、最低賃金を下回るケースも出てくる。

もう一つの「申告監査」は、いわゆる「たれこみ」と考えればわかりやすい。在職者や退職者が「残業代を払ってもらえない」、「有給休暇をとらせてもらえない」などと労働基準監督署に訴え、それを受けた監督官が調査を実施するものだ。

八木沼歯科医院のケースはおそらく後者の「申告監査」だろう、と櫻木は直感した。

【ずらりと並ぶ違反事項】

八木沼歯科医院は福岡市の中心部、天神地区で開業二十年の実績がある。櫻木の調査によれば、八木沼 隆院長は歯科医師仲間からも「腕がいい」と評判で、治療のスピードと正確性は「福岡でも一、二を争う」と評価が高い。

ただ、ブラッシングをはじめとする予防に関して指導が厳しく、その方針に沿えない患者は続かない。逆に言えば、指導を守る〝真面目な〟患者は八木沼院長に全幅の信頼をおいているわけで、その強固なネットワークが経営の安定に繋がっているようだ。

「いや、いきなり労働基準監督署から電話がかかってきて、調査に来るというんだ」

八木沼院長は櫻木が案内されたソファに座りきる前に早口でまくしたてる。平川院長の言ったとおり、「せっかち」であることは間違いなかった。

少し薄くなったごま塩頭を短く刈り込み、黒ぶちのレトロな丸い眼鏡が印象的であった。ただ、それがこだわりなのか、無頓着ゆえに単に昔から掛け続けているものなのか、櫻木には判断がつかなかった。

「ピンと来ないまま時間を合わせたら、監督官というのが、あれを出せ、これを出せってね。でも、ないものばかりで……。ようやく追い返したと思ったら、次はこの『是正勧告書』でしょう。もう何がなにやら。どうすればいいかわからなくて、それで平川君に相談したわけですよ」

テーブルの上に載せた書類をコツコツと叩いた。神経質そうには見えなかった。若いころに運動で鍛え上げたのだろう。がっしりとした体躯に毛深い太い腕。指は短めだが、治療となるとそれらが繊細に動くのだろうと櫻木は想像しながら、相手の性格に合わせて単刀直入に切り込むことにした。

「八木沼院長、ここ数ヵ月の間に、医院を辞めた方がいらっしゃるでしょう?」

「ええ。でもなぜ、そのことを?」

「勘ですが、実際、退職者が労働基準監督署に駆け込むケースが多いんです。今回の調査は十中八九、その人からの訴えによって行われたと見ていいでしょう」

「ちっ、やっぱり彼女なのか……」

「ただ、恨んでも仕方がありません。逆に医院がもっとよくなるためのチャンスをくれたと思いましょう」

「はぁ……」

納得がいかないような表情の八木沼院長に、櫻木は一言断ってから是正勧告書を手に取った。ずらりと並んだ違反事項に、櫻木はため息をつかずにはいられなかった。

「労働契約を締結する際に、期間の定め等の法定事項について文書交付の方法により労働者に明示していない」

「出勤簿及び労働者名簿を備え付けていない」

「時間外労働に関する協定の締結・届出をせず、一日八時間、一週四十時間の法定労働時間を超えて労働を行わせている」

「法定労働時間を超えて労働を行わせた場合、及び深夜労働（午後十時〜午前五時まで）を行わせた場合に、法定割増賃金を支払っていない」

「賃金台帳に労働日数、労働時間数、時間外・休日・深夜労働時間数を記入していない」

……など、まだまだ続く。櫻木はいったん勧告書をテーブルの上において、八木沼院長をまっすぐ見据えた。

【歯科医院でも求められる〝経営〟の概念】

「院長、最近辞めた方は何か不満をもっているようでしたか？」

八木沼歯科医院が根源的な問題を抱えていることを自覚してもらおうと考えた櫻木は、勧告書の内容を説明することをやめ、八木沼院長に鋭く切り込んだ。

「『残業代を払え』、というのが一番。次は『有給休暇がほしい』、と……」

「それで？」

「そもそも、『残業はするな』というのが私の方針なんです。勉強がしたくて残るのは本人の自由ですが、仕事は診療時間内に終わらせればいい。だらだらやっているから居残るはめになるんです。これは本人の問題です」

語気を強める八木沼院長をなだめるように、櫻木は何度も頷いた。

「確かに、共感します。休暇については？」

「あのね、櫻木さん。私たちの若いころは、有給休暇を取るやつなんていなかったんだから。私たちは医療にかかわっているんです。人様の健康と命を守る職業なんです。日曜日でも時間があれば、研究論文の一つも読みたい、講習会に参加したい。そう考えるのが普通です。それを『有給休暇がほしい』だって。呆れますよ」

「なるほど。後輩の平川先生が八木沼院長を尊敬していらっしゃる理由がわかる気がします。それだけお仕事に情熱を傾けて来られたんですね」

突然、褒められたことに八木沼院長は一瞬戸惑い、同時にそれまでの怒りの気持ちが緩んだようであった。櫻木は微笑みながら続けた。

「ただ、歯科医院といえども、スタッフを雇っている以上、どうしても『経営』という概念が求められます。またとない機会です。一つひとつクリアしていきましょう」

八木沼院長は不服そうであった。患者のためを思って、これまで一生懸命に仕事をしてきた。自分だけが贅沢をしているわけでもない。スタッフにはそこそこの給与を払ってきたはずだ。まして遅配など一度だってない。それなのに、なぜ責められなければならないのか――櫻木には八木沼院長の心が透けて見えるようにわかった。

「八木沼院長、まずはスタッフの方のお話を聞く機会を設けていただけませんか？」

「ああ、それは構いませんが、なぜですか？」

「これから始まる大改革の第一歩です」

櫻木はそう言うと、満面の笑みで大きく頷いた。

【見過ごされた労働基準法違反】

翌日、櫻木は八木沼歯科医院のすぐ近くにあるカフェで、二人の女性と待ち合わせた。八人のスタッフのなかから「しっかりと自分の意見が言える人」という条件で八木沼院長に選んでもらった歯科衛生士の久保田敦美と、助手の山崎美香である。

久保田はベテランで三十四歳。二児の母でもあるという。そう聞くと、ふっくらしたやさしそうな頬が、いかにも「お母さん」という印象だ。

山崎は別の歯科医院から転職してきて二年目。年齢は二十六歳。明るい茶色に染めた髪と、ピンクのリップグロスが光る唇が印象的だ。おそらく私服に着替えれば、もっと若く見えるだろう、と櫻木は想像した。

「貴重なお昼休みに呼び出してすみません。お好きなものを注文してください」

そう言いながらメニューを差し出す櫻木を、二人はうっとりとした表情で見つめた。櫻木が咳払いすると、それが合図であるかのように、二人は受け取ったメニューに目を落とした。

久保田はスパゲティ・ジェノベーゼを、山崎はリングイネ・ペスカトーレを注文した。この店はパスタがおいしいのよね、と笑顔で頷き合う二人は仲がよさそうだ。

「早速ですが……」と、レギュラー・コーヒーを頼んだ櫻木は切り出した。

「先々月お辞めになった井ノ口さんですが、どのような方でしたか」

二人はいったん顔を見合わせて、年上の久保田から話すことを確認する。

「歯科衛生士としてはとても優秀で、信頼していました。ただ……」

「ただ？」

「最近は、待遇について愚痴を言うことが多かったんです。だよね、ミカちゃん」

「そうですね。井ノ口さんの話を聞いていると、確かにうちのやり方はおかしいな、と考えるようになりました」

山崎は言いすぎたかもしれないと思ったのか、すぐに「八木沼先生のことは尊敬していますが……」と付け加えた。

器用にフォークを回してパスタを口に運ぶ二人から聞き出したところによると、医院を辞めた井ノ口という歯科衛生士の訴えはもっともだと言わざるを得なかった。

まず、八木沼歯科医院にはタイムカードがない。そもそも「残業はない」という建て前上、「時間管理をする必要はない」というのが八木沼院長の言い分であった。

しかし、実態となると、八木沼院長は治療や指導に熱中して施術時間が長くなる傾向にあるようだ。そうなると当然、規定の終業時間を過ぎることが多くなる。これでは、明らかに残業になる。

また、出勤簿がなく、当然ながら年次有給休暇の管理簿もない。休日に関する取り決めも、「カレンダーどおり」という大雑把なものだ。有給休暇の話でもしようものならば、八木沼院長の機嫌は一気に悪くなるのだという。

「それから……」

助手の山崎が何かを決心したように櫻木の目を見つめた。

「私、実は社会保険にも入っていないんです。先生に理由を尋ねたら、君は助手だからって……」

「なるほど。その件は、先日調査に来た労働基準監督署とは管轄が違うのですが、大切な問題ですね。この点も八木沼院長に改善をお願いしましょう」

櫻木がそう言うと、山崎は嬉しそうに微笑んだ。

食事を終えた二人は、カフェのオリジナルだというハーブティーを追加した。櫻木の前では、手をつけていないコーヒーがいつの間にか冷め切っていた。

「それでお二人に少し相談があるのですが……」

久保田と山崎は同時に小首を傾げた。

「今日お聞きした問題点は、『できるところから改善の努力をしていきましょう』というようなレベルではありません。労働基準法違反、つまり違法行為です」

二人の眉間に皺が寄った。

「ただ、もちろん、すぐに八木沼院長が捕まるといったことはありません」

「ああ、よかった」

久保田はそう言うと、ごくりと音を立てて水を飲んだ。

「今日の診療終了後にでも八木沼院長に私から話をしてみますが、ここだけの話、先生は頑固ですよね」

「……ええ。でも、そこが院長のいいところでもあるんです。儲け主義に走るクリニックも多いなかで、『予防が大切なんだ』と頑固一徹で。『患者さんが治療に来なくなるのが理想だ』が口癖なんです。私たちもそんな院長を尊敬して、これまでついてきたんですよ」

久保田の言葉に、山崎も大きく頷いた。一瞬、遠くを見る目つきをした櫻木は「他に院長の性格を表現するとしたら?」と言って、二人の顔を交互に見た。

「性格を表現……ですか。……ミカちゃん、何かある?」

「……あ、負けず嫌いであることは間違いないですね」

「さすが、ミカちゃん。そうね。先生、ボーリングでも、ちょっとしたゲームでも、ジャンケンでも、絶対に負けるのを嫌がるものね」

その瞬間、櫻木の顔がぱっと明るくなった。

「ありがとうございました。これでなんとかなるかもしれません」

【リスクを超えた賭け】

真冬の夕方六時を過ぎると、福岡といえどもすでに日が落ちていた。しかし、院長室の窓から見える天神の街は明るかった。それがクリスマス前のイルミネーションによるものだと気づくまで、櫻木は若干の時間を要した。仕事に没頭する日々に、ほんの少し不安を感じる櫻木であった。

「ああ、櫻木先生、お待たせしました」

「いえ、お気になさらず。終業時間を三十分ほど過ぎていますが、いつもこれくらいですか？」

「まあね。患者あってのことだから。こっちの都合だけでは終われないものなんですよ」

「八木沼院長のそのお志の高さには敬服します。今日、お話を聞いたスタッフのお二人も同じようにおっしゃっていました」

八木沼院長は「いやいや」と微笑んで、頭を掻いた。

「ただ、八木沼院長。このままではあまりにリスクが高すぎます」

「というと？」

「言いにくいことなのですが、法律的な見地からは、お辞めになった井ノ口さんのほうが筋が通っています。それに今日のお二人も、待遇に満足されているわけではありません」

「なんだって?」

八木沼院長の目には露骨に怒りの色が宿っていった。だが、櫻木はその怒りを鎮めようとはしなかった。

「八木沼院長、私は院長に労働基準法に則った運営を断固としてお勧めします。そして、そのほうが経営面でも安定するとお約束しましょう」

「信じられん。いまだってぎりぎりでやっているんだ。これで残業代となれば、この医院は続けられんし、そうなったら私を頼ってくれている患者はどうなるんだ」

「いいえ、大丈夫です。医院は継続できます。どうですか。八木沼院長、ここはひとつ、私と賭けをしませんか?」

櫻木は端正な顔に似つかわしくない、悪魔的な笑みを浮かべた。

【賭けの内容】

「自分と賭けをしないか」ともちかけてきた櫻木を、八木沼院長は訝しげに見つめた。税理士であり、社会保険労務士でもあるこの美丈夫は、いったい何を始めようというのか。

そんな疑心を見透かしたように、櫻木はにこやかな笑顔で話を続けた。

「八木沼院長、残業代はきちんと支払うようにしましょう。しかも、スタッフのみなさんにはきちんと有給休暇を使ってもらいます。そのうえでいまより利益がアップするとしたら、こんなに素晴らしい話はありませんよね」

八木沼院長は眉間に皺を寄せたまま、小さく頷いた。

「ありがとうございます。必ず実現すると約束しますので、私の言うとおりにしていただけますか？」

「しかし……」

「私もリスクを負います。改革が失敗した場合、報酬はもちろんいただきません。そのうえで……、そうですね、私の愛車を差し上げましょう」

「いま、うちの駐車場に停まっているポルシェを？」

「ええ」

櫻木はやけに嬉しそうだ。

「ただ、もし改革が成功したら、院長からもプレゼントをいただきたいのです」

「いったい何を？」

「そうですね。私たちの事務所では近いうちに社員旅行へ行く予定にしています。ハワイまでの往復航空券八人分というのはいかがでしょうか?」

「それじゃ、いくらなんでもポルシェとは釣り合わんでしょう」

「それでは、院長にも私がこの賭けに勝利することに協力してもらいます。そう、改革を成功させるために努力していただくことが条件です。負けた場合、私だけがペナルティを負うという、ちょっと変則的な賭けになりますね」

「いいでしょう。面白い」

八木沼院長が見せたこの日初めての笑顔に、目を細める櫻木であった。

【是正勧告への具体的な対応策】

「それでは八木沼院長、是正勧告にどう対応するか、具体的な方法を説明します。まずは残業代をどのように処理するか、という話からいきましょう」

櫻木の表情から笑みが消え、わずかに早口になった。櫻木の案はこうだ。あるスタッフの給与の総額を十八万円としよう。現在は、基本給十五万円プラス資格手当三万円というかたちで支払っている。一時間あたりの給与が九五〇円だとして、時間労働は二五%以上の増額となるので、ここでは一、一九〇円とする。一ヵ月で十時間の時間外労働を課すとして、一、一九〇×十=

一万一、一九〇円。ただし、給与の総額を増やしたくないので、基本給から時間外労働分の一万一、一九〇円を引いて十三万八、一〇〇円とする。こうなると、当然ながら一時間あたりの給与は下がるので微調整が必要だが、おおまかにいえば総支給額は増やさずに適法にもっていけるだろう。

「なるほど。明細の内訳を変えればいいんですね」

八木沼院長は頭の回転が速かった。

「うーん、そこは簡単に『はい、そうです』とは言いにくいところですが……」

櫻木は苦笑いして頭を掻いた。

「というのも、スタッフの側からすれば基本給が下がっているわけです。その点については、みなさんから個別に合意をもらわなければなりません。それと過去についてまで当てはめるのは難しい。これも話し合いのうえですが、三ヵ月分遡って残業代を支払い、辞めた方も含めて、みなさんに納得してもらおうと考えています」

八木沼院長は「仕方ないんですね」と力なく呟いた。

「そうですね。やはり基本給を下げるからには、納得できる材料を提示します」

「どうすればいいんでしょうか」

「基本給は下がりますが、残業手当をきっちりと支払うことで、多少なりとも総支給額が増えるように設計すべきだと思います。私の計画では、みなさんにもう少し残業を増やしてもらうことになります。多少のコストアップは覚悟してください」

「繰り返しますが、いまでも経営はぎりぎりで……」

「わかっています。収益構造を改善させる案については、別の機会にお話ししましょう。コストが上がっても、利益が増えればいいわけですからね」

完全には納得していない様子ながらも、八木沼院長は「わかりました」と頷いた。

「次は〝三六協定〟についてですが……」

「サブロク?」

八木沼院長は怪訝な表情を浮かべた。

「三六協定」とは労使協定の一つで、労働基準法第三十六条のことだ。労働基準法には「休憩時間を除いて一週間について四十時間を超えて労働させてはならない」「休憩時間を除いて、一日について八時間を超えて労働させてはならない」という二つの基本ルールがある。しかし、ほとんどの場合、このとおりにはいかないのが現状だ。

そこで労使は「三六協定」を結び、労働基準監督署に届ける。これで初めて労働時間の延長が可能になり、法定休日に労働をさせることもできる。経営者側から見れば、「三六協定」を届け出なければ、従業員に残業を課すことができないのだ。

「そうだったんですか。知りませんでした」

肩を落とす八木沼院長に、櫻木の口調は優しかった。

「法律上のことですから、これからきちんとしていけばいいんです。「三六協定」の書類を作りますので、それをスタッフに説明して合意してもらい、スタッフの代表者から署名・押印してもらいましょう。それで解決です」

櫻木は「院長、もう少しだけおつき合いください」と前置きして、説明を続けた。

「それから……、ああ、そうですね。スタッフのみなさんの勤務状況を把握するために、タイムカードを導入しましょう。賃金台帳をつける必要もあります。八木沼院長、失礼ですが奥様は経営に携わっていらっしゃいますか？」

八木沼院長の左手の薬指にシンプルな指輪がはめられていることを、櫻木が見逃すはずがなかった。

「ああ、ちょっとした雑務をこなすために、ここには毎日のように来ています」

「少しお仕事が増えても……」

「それは大丈夫だと思いますよ」

「よかった。それでは、新しく増えるお仕事は奥様にお願いすることにしましょう。私たちが十分にサポートしますのでご安心ください。ほかにも細々したことはありますが、大雑把に言えば、これで是正勧告については対応できると思います」

八木沼院長は独り言のように「よかった」と、小さく呟いた。

【スタッフの有給休暇取得】

「さて、今日、最後の課題です。いかにしてスタッフに有給休暇を取ってもらうか」

櫻木がそう言うと、八木沼院長は首を小さく横に振った。

「現状では、誰かを休ませる余裕なんてありません」

俯く八木沼院長に、櫻木は「大丈夫ですよ」と微笑みかけた。

「みなさん、初めはそうおっしゃるんです。でも、知恵を絞れば何とかなるものなんですよ。実際の運用がどうなるかはちょっと横において、まずは理屈から考えてみましょう。こちらのスタッフは八人でしたよね？」

「ええ」

「有給休暇は最も少なくて年に十日ですから、ざっくり捉えると八人で約一〇〇日の休みをつくる必要があります。年間は五十二週なので……」

櫻木は澱みなく数字を挙げていった。

「週五日の診療日のうち、二日間だけは七人体制で回るように工夫すれば、年間で一〇〇日の休みが確保できる計算になりますね」

その言葉に八木沼院長は思わず吹き出した。

「いやいや、櫻木先生、理屈どおりにいけば苦労はしません。そもそも休んだ一人分の仕事はどうするんですか？」

「七人が出勤していますから、全員で一時間残業すれば、延べ七時間。ほぼ一人分の労働時間に値します」

「数字上はそうだけど……」

「ええ、そんなにうまくいくはずがない。ただ、理論上可能だということは共通認識としましょう。後はスタッフのみなさんに仕事の棚卸しをしていただいて、どの作業が分担可能かを聞き出します。心配しないでください。必ずできますから」

八木沼院長は生来の負けず嫌いな性格を抑えきれず、櫻木にストレートな疑問をぶつけてきた。

「しかし、スタッフが『私は海外旅行に行きたいので、五日間連続で有給休暇を取りたい』と言ってきたらどうするんですか？」

「おっしゃるとおりです」と頷いた櫻木は、余裕の表情で応じた。

「実際はそういうケースのほうが多いかもしれませんね。有給休暇については就業規則でルールを決めることになります。たとえば、『三日間以上連続して取得する場合は、三ヵ月前の申請が必要となる』といったように。その意味でも、就業規則をつくることはクリニックを守ることに繋がり、大きなメリットがあるんですよ」

「わかりました」

さすがの八木沼院長も観念したようであった。

「今日はお疲れのところ、長時間ありがとうございました。次回は、『どうしたら収益構造が改善するのか』について一緒に考えましょう。いくつかアイデアがありますので、どうか楽しみにしていてください」

どんなに隠そうとしても聡明さが滲み出てくるような櫻木の鳶色の瞳を見ていると、「何かが変わるのかもしれない」という期待を抱かざるを得ない八木沼院長であった。

【診療時間の厳守】

櫻木は、前日と同じ時間に同じソファから、同じ窓の外の景色を見ていた。八木沼歯科医院の院長室の窓から見えるクリスマスのイルミネーションは、相変わらず自分とは遠い存在のように思えた。

「今日もまたお待たせしてしまいました」

素朴なデザインの掛け時計を見ながら、八木沼院長が頭を下げた。診療の終了時間から四十分以上が経過していた。

「いえ、私はいいんです。でも、スタッフのみなさんも残っているのですよね？」

「まあ、そうですが、患者さんの状態次第なので……」

櫻木はすべて「わかっています」とでもいうように、大きく頷きながら話した。

「八木沼院長、これは院長の後輩である平川先生のクリニックでも成功したことなのですが、まずは診療時間を厳守することを約束してください」

櫻木は言い返そうとする八木沼院長を右手で制して、説明を続けた。現在、八木沼歯科医院では予約を三十分区切りで受けている。しかし、八木沼院長が「患者のために区切りのよいところまで」と考えているため、ほとんどの患者で超過しているのが現状だ。これを二十八分でチェアーから降りてもらうように徹底する。具体的には、時間が来たら歯科助手がブザーを鳴らしたりして合図を送る。また、繁華街であり、ビジネス街でもある天神地区だけに、予約をしていない患者も多く来院する。現在は「できるだけ診る」という曖昧な方針だが、これを「予約が入っていない時間まで待ってもらえるならば」と明確に伝え、予約をとっている患者が待たされることがないように改善するものだ。

「櫻木先生。患者さんは意外と時間を守らないものなんだよ」

またもや負けず嫌いの性格が出たのか、八木沼院長が反論した。

「医院が時間管理を徹底すると、患者さんも時間を守るようになり、お互いに時間のロスが減ります。これは私たちの過去のデータからも明らかです」

櫻木の力強い説得に、八木沼院長は「そうですか」と頷くしかなかった。

「これで八木沼院長にお願いすることはすべてです。ただし、絶対に守ってくださいね。じゃないと、賭けは不成立ということに……」

「はいはい」

八木沼院長はにやりと笑った。

「時間どおりに診療が終わった後は、みなさんに基本的に一時間ほど残業をしてもらうことになります。以前話したとおり、休暇をとる人のフォローや、どうしても時間内に終わらなかった事務作業などをしてもらいます。そして、プラスアルファで、営業活動もしてもらおうと思っています」

「営業?」

「そう、利益を生み出すための営業です。ここから先はスタッフのみなさんと相談しますから、院長はどうか三十分区切りの予約を必ず守ってください」

「はあ……」

櫻木の勢いに押されるばかりの八木沼院長であった。

【スタッフの業務改革】

翌日の診療終了後、櫻木は八木沼院長以外の八人のスタッフに残ってもらい、これまでの経緯を説明した。櫻木をアシストする桜子を含めると、十人。パーテーションで区切られただけのミーティングスペースは一杯になった。

櫻木が基本給与と残業代について話し、給与の総支給額が上がることを説明した。いくつかの質問が出たものの、全員が納得した。

「総支給額が増えるなら、いいわよね」

「だいたい違法状態にあるっていうのは気持ち悪いし」

櫻木が予想していたよりも感触はよかった。

「ご理解いただき、ありがとうございます。次に業務改革についてお話しします。有給休暇の話にもかかわる点なので、よく聞いてください」

ざわついていたミーティング・スペースが一瞬でしんと静まった。櫻木は三十分区切りの予約を徹底することを中心に、新しい運営方法について説明をした。

「これでみなさんは、診察時間の終わりとともに通常業務を終えることができます。しかし、現時点では残業がなくなりますから、みなさんの手取りは減り、医院の利益も伸びません。そこでお願いしたいのが、患者さんへのハガキを書くという作業です」

桜子が準備していたファイルの束をテーブルの中央で開いた。なかには、さまざまなクリニックが作成した「サンキュー・レター」や「リコール・ハガキ」が集められていた。スピーカーは桜子に変わった。決して低くはないのだが、不思議と相手を落ち着かせる透き通った声だった。

「初めて来院された方には、感謝の気持ちを伝えるサンキュー・レターを送ります。さらに重要なのがリコール・ハガキです。こちらは主に予防のための定期健診を促すものです。予約の穴を確実に埋めていき、チェアーの回転率を上げることで機会ロスを最小化します」

櫻木は「ちょっと表現が硬いね」と小声で桜子をたしなめた。

「このなかでイラストを描くのが得意な方は？」

緊張していた空気が一気にほどけて、ざわざわとおしゃべりが始まった。満足そうな櫻木の横で、桜子は複雑な表情を浮かべていた。

「どうやら、たくさんの名人がいそうなので安心しました。さて、口で言うのはたやすいことですが、この新サービスを確実に提供すること、またみなさんのお仕事を棚卸しして交換可能なものとそうでないものに振り分け、有給休暇を取得しやすくすることなど、実際の運用に持ち込むまでには一定の労力と時間がかかります。そこはうちの海音寺が優しくサポートしますので、楽しみながらチャレンジしてくださいね」

桜子は慌てて笑顔を作り、「よろしくお願いします」と頭を下げた。

【改善策の効果】

数ヵ月後、八木沼歯科医院の駐車場にポルシェを停めた櫻木は、街の一角に佇む神社の境内の桜を見上げた。今年の開花はいつもより少し早いらしい。三分咲きといったところか。

この日の打ち合わせは、昼休みにあたる十三時十五分の約束だった。院長室ではすでに八木沼院長が待っていて、テーブルには名の知れた高級店のちらし寿司が用意されていた。

「いやぁ、以前はお昼といってもパンやおむすびを慌てて食べるくらいでしたが、おかげさまでしっかり昼休みがとれるようになりました」

「それはよかった」

「ああ、もちろん毎日寿司を食べているわけではありませんよ。今日はお礼の意味も込めて特別です」

「ありがとうございます」

「じゃあ、食べながら話しましょう」

櫻木にしてみれば、海音寺から逐一報告を受けているので、改革の進捗状況を完全に把握していた。しかし、八木沼院長からいかに状況が好転したのか、そしてそのことをスタッフと院長自身がどれほど喜んでいるかを聞くのは嬉しかった。

現段階では、サービス残業はゼロになった。給与の総支給額はアップしているが、一日の回転率は日を追うごとに向上し、収支がプラスに転じるのも時間の問題だった。

何よりも八木沼院長が喜んだのは、患者の反応であった。

「無駄な待ち時間がなくなって助かるという声が意外に多いんです。これは櫻木先生の言ったとおりでした」

　八木沼院長が掲げてきた「予防こそが大切」という理念もさらに浸透していた。

「ハガキのおかげで、確実に健診に来てくれるようになりました。これで患者さんの口腔内環境は確実に向上します」

　八木沼院長は、治療レベルが全体的に上がることが何よりも嬉しかったのだろう。櫻木は八木沼院長の医療人としてのあり方に、あらためて尊敬の念を抱いた。

　有給休暇については、まだ十分な解決には至っていなかった。三月に入ってからは、金曜日や月曜日に有給休暇を申請するスタッフが出てきたという。長期休暇がとれる仕組みづくりはこれからの課題だ。

「ただね、櫻木先生。私自身の意識が一八〇度変わりまして、いまではうちのスタッフにも『海外旅行でリフレッシュしてきてほしい』と思うようになりました。いつまでも自分の経験を押しつけていては、新しいものは生まれません。あなたの改革でそのことを身に染みて感じましたよ」

　櫻木は軽く首を振りながら微笑んだ。

「八木沼院長、ありがとうございます。継続中の案件もありますが、おおむね改革はうまくいった、と考えていいようですね。賭けの結果は……」

「私の完敗です。コンサルティング料にプラスして、いくらお支払いしましょう?」

「以前お話ししていたハワイまでの旅費八人分がどれくらいになるのか、私にはわかりません。八木沼院長、できればそのお金はスタッフのみなさんのために使っていただけませんか？　たとえば、海外研修のサポート費といったかたちで……」

「櫻木先生……」

「最後に格好つけさせてください」

「わかりました。でも、櫻木先生、この賭けが最後じゃない。始まりですよ」

八木沼院長は節くれ立った無骨な右手を差し出した。

（第一話・完）

第二話　未払い残業代トラブルを解決せよ

【初めての突き上げ】

日帰りとはいえ、こうして櫻木 丈と二人きりで出張することは、海音寺桜子にとって特別な時間であった。しかし、いやだからこそ、飛行機でも電車でも眠り続けている櫻木に、苛立ちを覚えずにはいられなかった。

確かに、眠たくなるのも無理はない陽気であった。櫻木税務／労務事務所の所長として日々の激務をこなす櫻木は慢性的な睡眠不足で、しかもＪＲ総武線快速の車内は春のやわらかい朝の陽射しが差し込み、ぽかぽかと暖かかった。周りを見ても、椅子に腰掛けている人の多くが気持ちよさそうに船を漕いでいた。

「所長、着きましたよ」と桜子に何度も大きく肩を揺すられてようやく目を覚ました櫻木は、大きく伸びをしながら、「あっという間だね」とつぶやいた。「そうですね」という桜子のにこやかな返事を期待したが、当の本人は無言で改札を目指していた。櫻木は小首をかしげながら、その背中を追いかけた。

櫻木税務／労務事務所は福岡に事務所を構えるが、クライアントは全国に広がっている。今回の出張先である千葉の歯科医院も、福岡から始発便で羽田空港を目指し電車を乗り継げば、午前十時の約束にも間に合うのだから、時間的には近い。しかも、その間に仮眠をとってリフレッシュできるため、櫻木は大満足であった。

ＪＲ市川駅の南口から徒歩十分の場所にある「一之倉デンタルクリニック」とは、五年前の開業時から顧問契約を結んでいる。一之倉 正院長は現在三十三歳で、民放テレビ局のアナウンサーを思わせる端正な顔立ちと人懐っこい笑顔が印象的で、身長が高く、趣味の登山の効果なのか、引き締まった体をしていた。つまり、モテる要素がてんこ盛りなのだが、いまだに独身であった。

櫻木は一度だけ、決算報告の後に一之倉院長と二人で酒を飲んだことがあった。一之倉院長が選んだ店は庶民的な居酒屋で、「実は女性には奥手で……。それにいまは仕事一本です」と頭を掻く仕草に好感をもった。独立してからというもの、仕事だけに集中してきた櫻木自身の姿と重なったのだ。

そんな一之倉院長から電話があったのは先週のこと。直接、櫻木に電話があったのは、この五年で初めてのことだった。

「櫻木先生、実はちょっと困ったことになりまして……」

「どうしました？」

「スタッフが私と話し合いをしたい、と言うんです」

「何について？」

「それがよくわからないんです……。ただ、最近どうもスタッフとのコミュニケーションがうまくいかなくて……」

快活な印象がある一之倉院長だが、この日はやけに言葉に詰まっていた。

「……それで、申し訳ないんですが、櫻木先生にもその話し合いに同席していただきたいんです」

櫻木は直感した。一之倉院長はすでにスタッフから何かを突きつけられている。そして何が原因かに薄々気づいている。そのうえで自分を必要としているのだと……。

「わかりました。水曜日なら空いています」

「ありがとうございます。その日は午後が休診です。午前中の予約も入れないので、先にスタッフ抜きで話を聞いてもらい、それから話し合いに臨むという流れでいいでしょうか？」

「結構です」

電話を切った後も、櫻木は一之倉院長の弱々しい声が気になって仕方なかった。

【落ち着かない理由】

院長室のソファで対峙した一之倉院長はずいぶんストレスが溜まっているようで、話している間、ノック式ボールペンをカチャカチャと何度も押していた。そして、その行為に自分では気づいていないようだった。

「一之倉先生、スタッフとの関係がうまくいっていない、ということでしたが、それは全員とですか？」

一之倉デンタルクリニックは、院長を筆頭に歯科衛生士が三人、歯科助手、受付が一人ずつの六人で運営している。一之倉院長は櫻木の質問に一瞬ぎょっとした表情を浮かべ、少し間をおいて「ええ、そういうことになります」と答えた。

「何か思い当たる節は？」

「給与について不満があるようなんです。昨年も『給与を上げてくれ』と言われたのですが、現状では経営的に無理ですし、東日本大震災の影響もあって……」

「震災ですか？　でも市川市は……」

「ええ、ここは揺れはしたものの、それほど大きな被害はありませんでした。被災したのは私の実家です。岩手県の花巻なのですが、両親が旅館を営んでいまして、震災後は客足が遠のいて経営が傾いているんです」

「それはお気の毒に……」

「私には仕送りをしてあげることくらいしかできなくて、そのことをスタッフにも説明したんです。ところが……」

「何があったんですか？」

一之倉院長の顔が怒気によって全体的につり上がっていった。

「スタッフは、私が嘘を言っているんじゃないかと思い、実家の旅館に客を装って電話をしたそうです。そのとき母が電話に出て、『毎日営業しておりますので、ぜひいらっしゃってください』と言うのを聞き、ほらやっぱり嘘だったんだ、と……」

真実がどうであれ、一之倉院長とスタッフの相互不信はかなり高まっているのだと、櫻木は認識した。

「先生は何とお答えになったんですか？」と、櫻木の隣りに座る桜子が質問した。

「私は営業できなくなったとは一言も言っていません。風評被害でお客が来ないんだから、予約の電話がかかってくれば心労を隠して、精一杯に明るく応対しますよ。そんな被災者の心情もわからないのかと思うと、もう情けなくて……」

「わかりました。一之倉先生、いまからの話し合い、感情的になってもよいことは一つもありません。まずはスタッフの要望を聞いて、それが実現できることなのかを検討しましょう。もし実現できないようであれば、その理由を丁寧に説明しましょう」

櫻木の言葉に目を合わせないまま頷いた一之倉院長ではあったが、少しは落ち着いたのか、ボールペンのノック音だけは止まっていた。

【食い違う主張】

午前中を普段できないカルテの整理などに充てていたスタッフは、昼食後に待合室のスペースに集い、一之倉院長と向き合った。最初に会話の口火を切ったのは歯科衛生士の藤堂美和。二十五歳の彼女は卒後すぐにこのクリニックに就職し、一之倉院長とともに創業からの五年間を支えてきた。色白の古風でやわらかい印象の顔立ちをしているが、このときは思い詰めたような険しい表情をしていた。

「今日は、残業代について話し合いをしたいと思っています」

一之倉院長は訝しげな表情を浮かべ、櫻木を見た。櫻木は「大丈夫」というようにゆっくりと頷いた。

「昇給は難しいと、何度も説明したじゃないか」

「その点についても納得したわけではないんですが、いま話しているのは昇給ではなく、残業代の未払いについてです」

「残業代なら、毎月きちんと払っている」

「そうでしょうか?」と疑問を呈したのは二十三歳の歯科衛生士、吉崎満里奈。ふくよかで温厚に見える彼女は、眉をひそめて鋭い口調で一之倉院長に食ってかかった。

「私たち、タイムカードを見て、あらためて計算してみたんです。すると、実際に支払われている金額と大きな開きがありました。私たちはその分を未払い残業代として過去に遡って支払ってほしいし、今後は労働時間に応じて残業代を計算してほしいと考えています」

歯科助手と受付のスタッフも、吉崎の発言にしきりに頷いていた。

「ちょっと待ってくれ。それではまるで私がピンハネしているようじゃないか!」

一之倉院長が語気を強めた。

「実際、そうじゃないですか!」とすかさず藤堂が答えた。櫻木はできるだけ早く話し合いを打ち切りたかったが、その前に確認しておくべきことがあった。

「スタッフのみなさん、対話に割って入ってすみません。私から少しだけ一之倉院長に質問することを許してくださいませんか?」

スタッフはみな、怪訝そうに櫻木を見遣ったが、スウェーデン人の祖母をもつ端正な顔立ちのおかげで自然と敵意が消えていくのか、結局は全員が頷いていた。

「一之倉先生、タイムカードどおりに換算していない、というのは本当ですか?」

「ええ。だって彼女たちは仕事を終えて私語を交わし、ゆっくり時間をかけて着替えをしてからカードを押すんです。それは労働ではないでしょう」

「私たち、無駄なおしゃべりをしているわけではありません。患者さんについての情報を交換したり、サブカルテに書き込んだりしているんです」

吉崎はそう言って頬を膨らませた。

「そんなことは次の患者を迎える前の時間にできることだ。現に、私は空き時間を使って、ささっとカルテに書き込んでいる」

「私たちの業務怠慢っていうことですか！」

「わかりました」と櫻木が割って入った。

「みなさんの主張はわかりました。ここからは法律の問題もあり、一之倉院長と話し合ってその結果をご報告しますので、今日のところは終了でよろしいですか？」

藤堂はスタッフ全員と軽く頷き合い、「よろしくお願いします」と頭を下げた。それぞれが帰り支度をするざわついたなか、桜子が櫻木に耳打ちした。

「歯科衛生士の野見山さんだけ発言していませんでした。おかしいと思いませんか？　私、これから藤堂さんと吉崎さんと少し話してみようと思うのですが……」

櫻木は「頼む」と言うように無言で頷いた。

【残業時間の確実な把握の重要性】

院長室に戻った一之倉院長と櫻木はソファに腰掛けて向かい合ったが、しばらくはどちらも声をかけず、視線もすれ違ったままだった。櫻木が考えていたのは一点だけ。一之倉院長の隠しごとをどうやって明るみに出すか、だった。ただ、ストレートに質問すると、素直に話してくれない可能性もあった。「さて、どこから切り込むべきか……」と思案していると、一之倉院長が小さく咳払いして話し始めた。

「櫻木先生、彼女たちの言うようにタイムカードの記載がすべてなのでしょうか？」

「いえ、タイムカードの時間がすべて労働時間とは限りません」

櫻木の頭脳は「探偵モード」から素早く「社会保険労務士モード」に切り替わった。

「実際、一之倉院長のおっしゃるとおり、プライベートなおしゃべりに時間が費やされているのだとしたら、それは残業とは認められません」

「そうですか、それならよかった……。安心していいんですね」

「ただ……、だからといって何もしなくてよいということではありません。むしろ、こちら側には果たすべき義務が生じます」

櫻木の言葉に、一之倉院長の表情が曇った。

「もし一之倉院長が『タイムカードの打刻時間はすべてが労働時間とは限らない』と主張するなら、

労働時間管理は事業主の義務なので、タイムカード以外の方法で実際の労働時間を証明する必要が出てくると思います」

「どうやって？」

「たとえばスタッフの方々の労働時間を記述しているノートとか……」

「そんなものはありません」

「まあ、普通はそうですよね。今回のケースの落としどころはこれから探るとして、一之倉院長が残業時間を確実に把握するための新たな取り組みが必要だと思います」

「具体的には、どんな方法があるのでしょうか？」

「あまりに単純で笑われてしまうかもしれませんが……」

　櫻木はそう言って軽く身を乗り出した。

「たとえば、一之倉院長自身が『いまから三十分間、残業してください』とか、『今日は誰と誰に一時間の残業をお願いします』とはっきりと指示命令するのです。もちろん、そのことは記録に残しておき、事前に一之倉院長の命令がないのに勝手に残り、タイムカードを打刻したとしても、そのぶんは残業時間として認めないことを共通認識にしておく必要がありますが……」

「ほう、それなら簡単で確実だ」

「大病院であれば別ですが、このクリニックの規模であれば、一之倉院長が一人でスタッフ全員の動きを把握することができます。その日のうちに終わらせておくべき仕事にどれくらいの時間が必要か、院長が割り出して指示を出せばよいのです」

　櫻木は続けた。

「それともう一つ。タイムカードの場所を移してください。勝手口から入ってすぐのいまの場所から、診療室のバックヤードに、です」

「はぁ、とくに難しくないので、すぐに移せますが……。でも、なぜそんなことを？」

「単純なことですよ。これにより、スタッフはちゃんと着替えて『仕事をスタートする状態』になってからタイムカードを押すことになりますし、業務終了後も同じく『仕事が終わった状態』で打刻してから着替えることになります」

「なるほど。導線を変えるだけで業務時間の管理がやりやすくなるのですね」

　一之倉院長は何も「残業代を払いたくない」と言っているわけではないし、現在も自らが把握している分はきちんと支払っていた。この点をしっかりと伝えれば、スタッフに新しい運営手法を理解してもらうことはそれほど難しくないだろう、と櫻木は考えていた。ただし、それは感情的なわだかまりがない場合の話であった。

【無言の意味】

そのころ、海音寺桜子は藤堂美和と吉崎満里奈を誘い、ＪＲ市川駅前のカフェに入っていた。二人は一之倉デンタルクリニックの歯科衛生士で、藤堂が二年先輩であった。

「お忙しいところ、無理を言ってすみません」

奥の席を勧めながら桜子が言うと、藤堂は不審そうな顔で軽く頭を下げ、吉崎と並んで腰掛けると、いきなり質問を投げかけてきた。

「野見山さんのことって、何が聞きたいんですか？」

「あ、その前に飲み物を」

「じゃあ、カフェラテで。満里奈ちゃんも同じでいいわよね」

吉崎が頷くのを確認した桜子がウエイトレスに注文するのも待ち切れないのか、藤堂はもう一度尋ねてきた。

「それで、私たちが呼ばれた理由は何ですか？」

「ええ、そうですね……、何となくおかしいなと思いまして……」

わずか二年という短期間で、あと一科目をクリアすれば税理士資格を取得できるところまできている桜子は、櫻木税務／労務事務所のなかでも「開業以来、最高の頭脳」と誰もが認める才女であった。しかも、クライアント企業の経営者数人がこっそりファンクラブを結成するほどの美貌のもち主である。広めの額、切れ長の目、細く伸びる鼻梁とは対照的な厚めの唇が、「これ以上ない」と言いたくなるバランスで配置されていた。多くの男性の心を射抜く知性と美貌。しかし、桜子の本当にすごいところは、そうした魅力を女性の前では完全に消し去る力であった。二人の前に座った桜子は、よく気の利く、真面目で控えめな女性として映っていた。少し言いよどむ口調から、朴訥さまで醸していた。桜子は申し訳なさそうに微笑み、言葉を続けた。

「あ、何となくじゃだめですね。えっと、先ほどのミーティングの間、野見山さん、一度も発言なさいませんでしたよね？」

藤堂と吉崎は桜子の問いに答えず、横目で互いを見た。

「何というか、その場に居づらいような、落ち着かない感じでした。吉崎さん、それはどうしてでしょうか？」

「えっ、私？」

吉崎はてっきり藤堂が答えるものだと思っていたようだ。もちろん、「彼女のほうが秘密を明かしやすいはずだ」という桜子の計算であった。

「野見山さんは本来、私たち側ではなく、一之倉院長のほうに座るべき人ですから」

藤堂が「満里奈ちゃん！」とたしなめたが、すでに遅かった。この一言で、桜子は事態の背景をほぼ把握した。

【不信の核心】

一之倉デンタルクリニックに戻った桜子は院長室をノックし、「所長と二人だけで話したいことがあるので……」と一之倉院長に丁重に断りを入れたうえで、櫻木をロビーに連れ出した。

「野見山さんと院長がお付き合いしているんだね？」

「所長、どうしてそれを？」

「いくつかの事実を組み合わせれば、それほど難しい解ではないよ」

「わかっていたのなら、言ってくださればいいのに……」

「ああ、ごめん。そこまでは君も考えているだろうと推測していたんだ。でも、大切なのはその先。つまり、他のスタッフがどう思っているか、だよね？」

桜子は「これ以上すねて見せても歓心を得られない」と即断し、簡潔に説明することに集中した。

「野見山さんと藤堂さんは同い年で、二人とも表立っては役職がありませんが、どうやら野見山さんにだけ『主任手当』が支払われているようだ、と藤堂さんは言っています」

「野見山さんは入って一年ちょっとだったね。このクリニックでのキャリアは藤堂さんのほうが長いし、実質的なリーダーであるにもかかわらず……」

「そうなんです。その理由は、一之倉院長と男女の関係にあるからだ、とスタッフ全員が思い、不公平だと感じています」

「当然の反応だ」

櫻木はこれまで数え切れないほど歯科医院のトラブルを見てきたが、労働条件だけで歯科医師とスタッフが強烈にいがみ合うことはほとんどなかった。逆に、労働条件が悪くても、環境が整っていなくても、両者の仲がすこぶるよいというケースだって珍しくない。

歯科医院の院長は零細企業の経営者のような存在だから、スタッフと家族的な関係をつくれる人が強い。条件の改善要求があったとしても、その実現に労使が一体となって取り組むことがほとんどだ。これが「闘争」になってしまう場合、往々にして別のところに問題がある。いったん信頼関係が崩壊すると、その後は修羅場だ。誰も辞めずに事態が円満に収束することなどないと言い切れるほどに……。

今回はどうか。修復不可能なところまでこじれてしまっているのだろうか。目を閉じ、腕を組んで思考する櫻木を、桜子は横でじっと見つめていた。

「よし、わかった。帰りの便までに解決するためにはあまり時間がない。君が同席すると一之倉院長の本音が聞けない可能性が高まるから、私一人で戻るよ。ちょっと早いけど、君は夕食でもとっていてくれ」

「いやです」

「えっ、なぜ？」

「何のためにここまで来たと思っていらっしゃるのですか？　ここで待ちます」

桜子はそう言って待ち合いロビーのソファに腰掛けると、櫻木の存在を無視するかように壁のエッチングに目線を移した。

「ピカソだよね？」

櫻木の言葉は見事に無視された。なぜ桜子はここまで腹を立てたのか。そこには甘やかな答えがある予感はあったが、残念ながらいまは追いかける時間などなかった。踵を返した櫻木は、まっすぐに院長室へと向かった。

【人間関係のバランス】

「院長、これ以上、隠し立てしないでください。いいですね？」

桜子の報告を聞いて院長室に戻った櫻木は、ドアを後ろ手に閉めながら、いきなりそう突きつけた。櫻木はあえてソファに腰かけず、座ったままの一之倉院長を見下ろす構図を作った。これで、心理的には完全に櫻木が有利に立った。

「なっ、何の話ですか？」

「ですから、もう言い逃れはできないということです。野見山さんとの関係を話してください」

一之倉院長は視線を落とし、黙り込んでしまった。櫻木はゆっくりと向かいのソファに進み、口調を和らげて静かに話し始めた。

「電話をもらったとき、『ああ、一之倉院長はスタッフのみなさんがいきり立っている本当の理由を知っているんだな』と直観していました」

驚いて顔を上げた一之倉院長に、櫻木は微かな笑みを浮かべて続けた。

「担当の海音寺からは、これまで一之倉院長とスタッフとの関係は良好だと報告を受けていましたし、そもそも聡明なあなたが、スタッフが不満を感じている理由がわからない、というのが不自然です。さらに言えば、あんなに言葉を詰まらせてしまっては、『私は嘘をついています』と自ら喧伝しているのも同然です」

「ばれていましたか……」

「男性である私でさえ気づくのですから、女性スタッフのみなさんは完全にお二人の関係を知っていますよ」

「やっぱり、それが原因なのか……」

そう言って一之倉院長は前歯で下唇を噛んだ。

歯科医院は特殊な職場である。この一之倉デンタルクリニックのように、トップである院長以外は全員が女性である場合が圧倒的に多い。院長からすれば、日頃から若い女性と近しい距離で一緒に働くことになる。入ったばかりの歯科助手にしても、院長自身が手取り足取り指導することもある。一般企業で言えば、社長が直々に新入社員の教育をするようなものである。

物理的な距離が近いことで、心理的な距離もぐっと近づいてしまうことも少なくない。院長が未婚の場合はそのまま結婚に至る場合もあるが、今回のケースのように、恋愛期間中に院内の人間関係のバランスを崩すことも多い。女性同士の関係はデリケートなのである。

さらに、院長が既婚の場合は始末が悪い。夫人に浮気がばれたときはひと騒動だ。櫻木自身、クリニックに乗り込んできた夫人が、「いますぐこの人を辞めさせるか、私と離婚するか、どちらかはっきりして！」と怒鳴るのを必死になだめた経験がある。いずれにせよ、歯科医院にとって、さまざまな男女の関係が大きな問題を引き起こすやっかいの種であることに間違いはない。

【情報収集力と伝播力】

「そして、あの討議です。野見山さんはあの場に座っているのが、とても心苦しそうでした。なるほど、お二人は交際しているのだな、と察しがつきました」

そこまで話した櫻木はワンテンポおいて、一之倉院長の目をじっと見つめがら、低い声で質問した。

「ところで院長、まだ隠していることはありませんか？」

一之倉院長はたまらず目を伏せ、「い、いいえ……」ともごもご答えた。

「院長は本当に嘘をつくのが下手ですね。主任手当の話です」

「えっ！　なぜそのことを？」

「推理力です、と言いたいところですが、実は海音寺が藤堂さんと吉崎さんから聞いたのです」

「そんなことまで……」

「女性を侮ってはいけません。彼女たちの情報収集力の高さは、私たち男性の想像をはるかに超えています。それに、『うわさ話』の伝播力はすごい。院内のゴシップを一之倉院長と野見山さん以外の全スタッフが知るまで、一日とかからないでしょう」

「はあ……」

一之倉院長はため息とともにうなだれた。まるで叱られた子どものようだ。

「何か弁解は？」

「美紀、いや、野見山に手当を付けたのは交際を始める前です。彼女のほうが藤堂よりも仕事ができたし、実際、担当している患者も多いので……」

「では、なぜそのことを隠したのですか？」

「藤堂たちは給与のアップを望んでいました。後から入った野見山のほうが早く給与が上がると、無用のトラブルを招くと思ったからです」

「なるほど」

歯科医院の場合、スタッフの査定を院長自身が行うことが多い。つまり、院長の一存で給与が決まるということである。こう言うと独裁的なようだが、院長は全スタッフと実際に現場で一緒に仕事をしているので、その評価はかなり適確であることがほとんどだ。ただし、明確な基準がないと、今回のようにスタッフ同士に誤解や疑心暗鬼が生じることもある。給与に関してはしっかりとしたルールを設けておいたほうが安全だ。

「手当の話はなかなか理解してもらえないかもしれませんが、みなさんには率直に謝罪しましょう」

「ああ……」

一之倉院長は、さらに背を丸めて頭を抱えた。

「あまり落胆しないでください。状況はそれほど悪いわけではありません」

「と、おっしゃると？」

そう聞き返す一之倉院長に、櫻木は少し声のトーンを落とし、まるで秘密の話をするかのように囁いた。

「あなたは独身です。野見山さんとは……」

櫻木が語尾を伸ばして目を細めると、対面した人はなぜかその続きを自ら語ってしまう。

「ええ、結婚を前提にお付き合いしています」

「では、そのことをスタッフのみなさんにはっきりと伝えましょう。理解してくれるはずですよ。未払い残業代のことも含め、どのような対策を施すか。あらためて整理しましょう」

【未払い残業代対策と信頼関係回復の一手】

最初に櫻木が一之倉院長に説明したのは、「タイムカードによる管理の危険性」という点だった。現状、一之倉デンタルクリニックでは、労働時間をタイムカードで一元管理しているが、これでは裁判になったときに雇用する側に不利な状況をもたらしかねない。なぜなら、タイムカード以外の方法でも労働時間を管理していないと、「タイムカードに示された時間を労働時間と認定すべきだ」とする判例がいくつもあるからだ。実際にいくつかの裁判で、「タイムカードの記載内容と実際の労働時間が異なることについて、特段の立証がないかぎり、タイムカードの記載に従うのが妥当である」という判決が出ている。

また、「労働時間の掌握の責任は使用者側にあり、タイムカードの打刻時間を認め、訂正を求めていない場合は、業務に含まれていない時間の証明は会社がすべきである」という判例もある。「会社」を「歯科医院」に置き換えれば、タイムカードだけでの管理が危険であることは明白だ。

「ということで、先ほどお話ししたとおり、残業は必ず院長ご自身が命令し、それをノートに書き込んでおくことにしましょう。これでスタッフのみなさんとの認識のズレは解消できるはずですし、大きなコストアップにはならないでしょう」

一之倉院長はしきりに頷いていた。

「それからもう一つ、野見山さんの問題です。院長はいま、野見山さんの処遇についてどうお考えですか？」

「重要な戦力なので、経営的に見れば手放すのは惜しいのですが……」

「実は野見山さんが入ってから、業績はそれほど伸びていません。利益率で見ると、むしろ下がっているくらいです」

「本当ですか？」

一之倉院長は心底驚いている様子であった。

「野見山さんの能力が高いとすると、周りのスタッフの生産性が落ちているということでしょう。おそらく労働意欲が低下し、チームワークが悪くなったことにより、いろいろなところでロスが発生しているのだと思います」

櫻木は暗い表情で俯く一之倉院長に同情しながらも、自分の考えをはっきり述べることにした。

「私は、野見山さんとスタッフのみなさんが完全に信頼関係を取り戻すことはあり得ないと思います。院長と特別な関係にあることを忘れなさいなどというのは無理な話です。野見山さんに新しい就職先を探すのがベストです」

「わかりました。彼女は優秀な歯科衛生士なので引く手数多でしょう。職場が変わるからといって、別れなきゃいけないわけでもないですし……」

「正式に結婚されてから、あらためて呼び戻すことを考えてもよいでしょう」

「そうですね」

一之倉院長の表情に、ぱっと笑顔が戻った。

「最後に院長、ご両親の旅館は、お客を受け入れることができるんですよね?」

「えっ?　ええ、それが何か……」

「では、総仕上げです」

そう言って意味深な笑みを浮かべる櫻木であった。

【岩手県・花巻へ】

「いよいよクライマックスだね」

櫻木は『旅籠 いろり庵』の前で桜子のほうを振り向き、嬉しそうにそう言った。

「でも所長、私にはまだここで何が起こるのかが……」

「わからなくていいんだ。僕だって大まかな筋書きしか見えていないけど、今回の僕たちは観客のようなものだからね」

観客でいいのか――桜子の心がふっと軽くなった。桜子は櫻木と二人で旅館を訪れている。そして、櫻木の言葉を拡大解釈すれば、「仕事ではない」と言えなくもない。いまこの瞬間、胸を満たしている感情が「幸せ」というものなのかもしれない、と桜子は思った。

「ちょっと寒いな。早く入ろう」

岩手県・花巻の春は、ジャケットを羽織っていても肌寒い。櫻木が引き戸を開け、「ごめんください」と声をかけると、「はいはい」と奥から初老の夫婦が顔を出した。

「おでんせ。よぐ、おいであんしたなす〜。ほら父ちゃん、この方が先生」

夫人に肩を叩かれた宿の主は、櫻木たちになぜか「申し訳ねぇ」と頭を掻きながら謝った。それだけで人のよさが滲み出ているのだが、喋るのは夫人の役割のようだった。

「息子からハンサムだって聞いてたから、すぐにわかりました。どうぞ、まずはお部屋にご案内します」

「ありがとうございます。それで、一之倉院長とみなさんは……」

「もう到着して部屋におります。五時から広間を使うと聞いていますが……」

櫻木は祖父から父、そして自分へと受け継がれてきたロレックスに目を落とした。

「では、もうすぐですね。荷物を置いたら、僕たちも広間に向かいます。海音寺君、それでいいよね？」

「はい」と返事をした桜子だったが、本当はどちらかの部屋でお茶でも飲みながら一服したかった。もちろん、それが望みすぎであることはわかっていた。わかっていても、イメージするだけで楽しかった。

それにしても、花巻の旅館に宿泊することになるなんて、一週間前の桜子は思いもしなかったことだ。通された部屋で姿見に自分を映し、「所長に浴衣姿を見てもらえるチャンスはあるかしら」などと考えているこの状況が、まるで夢のなかのようであった。

【総仕上げの〝社員旅行〟】

『旅籠　いろり庵』は、一之倉院長の両親が営む小さな温泉旅館だ。二階建ての古い建物だが、それが適度に鄙びた風情を醸し、料理も接客対応もよいと固定客がついて、経営は安定していた。

ところが、東日本大震災である。風評で客足が鈍り、現在も開店休業状態が続いていた。一之倉院長の仕送りでなんとかやりくりしていたが、不信感を抱いたスタッフには、それも昇給しないための言い訳と捉えられてしまっていた。

「関係がこじれる原因にもなったご両親の旅館で、すべての問題を解消しましょう。来週の土日で一之倉デンタルクリニック開設後初の社員旅行を実施するのです！」

櫻木は先週、一之倉院長から相談を受けたその日、わずか半日で問題の本質を突き止めて解決策を提示し、「では、総仕上げです」と言った後、こう続けたのだった。

「社員旅行……ですか？」

一之倉院長は戸惑った。

「まあ、どうせ予約は入っていないだろうし、私たちも日程としては可能ですが、ただ全員が参加してくれますかねぇ。いがみ合っているようないまの状態で……」

「大丈夫です。クリニックのこれからについて重大な発表をすること。その場に私も同席すること。岩手の名物を集めた夢のような宴会を企画していること。みなさんにはこの三つを必ず伝えてください。もちろん、『被災地の支援にもなる』とつけ加えることも忘れずに……」

こうして花巻の小さな旅館に、クリニックのスタッフ五人と一之倉院長、そして櫻木、桜子が集ったわけである。

【院長の決断】

夕方五時、この日の客はすべて広間にいた。

「いよいよクライマックスだね」

櫻木はみんなに聞こえる大きさの声で嬉しそうにそう言い、注目を集めた。

「それでは、いまから一之倉院長にクリニックの過去、現在、未来を語ってもらいます」

張り詰めた静けさのなかで語り始めた一之倉院長の声は、心なしか震えているようだった。

「まず、みんなに謝っておきたいことがある。野見山さんと私のことを黙っていてすまなかった。

スタッフに恋愛感情を抱くなんて、起こり得ないことだと思っていたけれど、強く惹かれていく自分を留めることができなかった」

一之倉院長がそう言うと、歯科衛生士の野見山美紀は申し訳なさそうに眼を伏せた。

「ただ、いい加減な気持ちで付き合っているわけじゃない。はっきり日取りまでは決めていないけれど、近いうちに結婚しようと思っている」

歯科助手の吉崎満里奈が唇をすぼめて小さく「ヒュー」と言うやいなや、隣に座っていた歯科衛生士の藤堂美和に膝を叩かれてたしなめられた。

「彼女に主任手当をつけていたことは事実だ。ただ、依怙贔屓するつもりではなかった。いずれパートナーとしてクリニックを共同で経営していくためにも、リーダーとしての自覚をもってほしかったし、彼女にはその点をしっかり伝えていた。私たちの交際自体が秘密だったから、みんなにオープンにすることができなかったんだ。無用な誤解を生んだのは、すべて私の責任だと反省している。許してほしい」

一之倉院長は座布団を外して座り直し、深々と頭を下げた。

「それで、これからのことなんだが……、野見山さんにはクリニックを辞めてもらうことにした」

藤堂は声こそ出さなかったが、目を丸くして一之倉院長を凝視した。辞めさせられるのは自分のほうだと思っていたのかもしれない。

「そのことについては、野見山さんのほうから……」

「はい。まず、このたびはお騒がせして、申し訳ございませんでした。私は以前からフリーとして活動したいという夢がありました。すぐには無理だと思いますが、市内のクリニックにお勤めしながら、勉強しようと考えています」

「だったら、別にうちを辞めなくても……」

そう言ったのは一之倉院長を最も激しく突き上げていた藤堂だった。その言葉を一之倉院長が引き取った。

「藤堂さん、ありがとう。でも、いまの私たちには仕事とプライベートを完全に分けられる自信がないんだ。ちゃんと結婚して、そのうえでみんなが認めてくれれば、いずれ戻ってきてもらうことになるかもしれない。あるいはフリーの立場でかかわってもらうかもしれない」

「わかりました」

藤堂が頷いた。

【笑顔で大団円】

最後に残業代について、一之倉院長が『いまから誰々さんに一時間の残業をお願いします』というように明確に指示し、クリニック側で記録する新方式を説明した。

「櫻木先生、補足してもらえますか?」

一之倉院長に促されて櫻木が頷くと、全員の視線が動いた。スウェーデン人を祖母にもつ美丈夫は、一人ひとりと軽く目を合わせてから口を開いた。

「私の概算によると、みなさんへの総支給額はアップします。というのも、今回は野見山さんの欠員分の新規採用はしないからです。彼女の仕事を全員でシェアします。少し忙しくなるとは思いますが、効率化のアイデアも出しますので、一緒にがんばりましょう」

頷くスタッフたちの口元に揃って微笑が浮かんでいるのを、一之倉院長は内心驚きをもって眺めていた。これが櫻木の力なのだ。

「そしてみなさん、もう一つ相談させてください。これまでの未払い残業代を遡って支払うだけの余力は、いまのクリニックにありません。そもそも、未払い残業代の有無を実証するためには裁判に委ねるしかない状況ですが、みなさんはそれをお望みでしょうか?」

藤堂と吉崎が無言のまま目を合わせた。

「これから総支給額は増えるわけですし、いままでのことはお互いに不問に付すという未来志向の解決案はいかがでしょうか?」

藤堂が「私はそれで結構です」と答えると、吉崎と歯科助手の二人も追いかけるように頷いた。

その瞬間、桜子が「はい」と手を挙げた。

「では、これで院長からの発表と説明は終わりです。一之倉院長、ここからのお話は美味しい料理とお酒と一緒に、というのはどうでしょうか？」

「そうですね。おふくろーっ！　まずはビールを！」

乾杯のグラスにビールを注ぎながら、桜子は櫻木に「素晴らしいクライマックスでした」と言った。

「全員を集めてすべて解決なんて、名探偵みたい。野見山さんも今日初めて微笑んでいらっしゃいます。一之倉院長と幸せになるといいですね。ところで……」

ビールを注ぎ終えた桜子は、櫻木に顔を寄せて耳打ちをした。

「うちの事務所内では、恋愛は育まれないのでしょうか？」

櫻木がビクッとのけ反って、桜子の真意を確かめるように切れ長の瞳を覗いた瞬間、広間に一之倉院長の「カンパーイ！」という声が響きわたった。


（第二話・完）

第三話　スタッフが次々と辞めていく――就業規則で院長の自信を取り戻せ

【久松秀一郎、登場】

八月も終わるというのに、そしてもう夕方の五時なのに、見上げるＪＲ博多駅が溶けてしまいそうな暑さであった。地下鉄から階段で地上に出た久松秀一郎は、吹き出す汗を拭うために、ズボンの後ろポケットからハンカチを取り出した。

久松は櫻木税務／労務事務所のホープだ。父親が熊本で経営する税理士事務所を承継するのが目標だが、税理士資格を取得するために必要な五科目のうち、一つしかクリアしていない。所長の櫻木 丈からはよく、「君の情熱と人から好かれる性格は、超税理士級なんだけどなぁ」とからかわれていた。

目的のビルの前で久松が大きくため息をついたのは、決して暑さのせいではなかった。半年前のあの失敗が、まだ尾を引いているのだ。

矢野歯科クリニックが開業したのはちょうど一年前のことだった。二〇一一年にリニューアルしたJR博多駅は、巨大な駅ビルが当初の予想を超える集客を実現。周辺も次々と再開発計画が発表され、九州最大の商都・天神と客を奪い合うほどの商業エリアに変貌しつつある。そのJR博多駅にほど近いビルに、これほどの好条件で入居できたのは奇跡に近いことだと、矢野孝之院長は久松に対して興奮気味に話した。

「天神や博多駅は正直、無理だろうと諦めていたんだ。だってほら、家賃がね。最近はこのあたりどんどん上がっているから。でも、知り合いの不動産会社から『ちょうど閉院する物件があって、オーナーさんが次もできれば歯科医院に入ってほしいと言っている』と紹介されてさ。それで超がつく好条件で契約できたんだよ。いやー、ラッキー、ラッキー」

三十五歳で独立の夢を叶えた矢野院長を、久松は少しだけうらやましく思った。医院は小規模だったが、立地は最高だ。矢野院長の腕は確かだし、クリーム色を基調にしたクリニックのデザインも今風で申し分ない。久松が見ても成功条件が揃っていることがわかった。実際、オープン当初から新規患者の獲得に成功し、経営は安定的に推移していた。

【見栄が招いた失態】

開業から半年が経ったときのことだった。月に一度の面談で、久松が作成した経理資料をもとに説明を受けた矢野院長は、「数字のことはとりあえずいいんだけど、スタッフのことで質問していいかな？」と少し困ったような顔をした。

久松は税理士志望で、労務に関してはあまり詳しくない。本来ならば正直にそう告げて、事務所の社会保険労務士にバトンタッチすべきだったのだが、矢野院長に見栄を張りたい気持ちからか、思わず「ええ、どうぞ」と言ってしまった。

「実はね、歯科助手の若杉くんが辞めたいって言ってるんだ。妊娠したんだって。子どもを産んで結婚するって」

「そうでしたか。それはおめでたいことですね。新しい人を探すのは大変でしょうが……」

「いや、その前にさ、彼女、『辞める理由を解雇にしてほしい』って言うんだよ。『自己都合で辞めるより、いろいろとお得だから』って」

「はあ……」

「たった半年だったけど、よく働いてくれたしさ。僕は解雇扱いにしてあげてもいいかなと思ってるんだけど、それって何か僕のほうにデメリットはあるのかな？」

久松は考えた。いや、正確に言えば深くは考えなかった。離職の理由がどうであれ、雇用する側には大きな影響はないだろう、と……。

「いいんじゃないですか。別段デメリットはないと思います」

「だよねぇ」

「ええ。それにしても、先生はスタッフ思いですね。念のために、事務所に戻ったら櫻木に聞いておきます」

「あっ、丈先生にね。よろしく」

矢野歯科クリニックのエントランスから外に出るとき、久松の頭の中にはもはや「解雇扱い」の「か」の字もなかった。そのため、この件について所長の櫻木 丈に何かを尋ねることもなく、二週間が過ぎた日の午後、たまたま事務所にいた久松は、矢野院長からの電話をとった。

「ああ、久松くん。前に相談した、ほら歯科助手を解雇扱いにする件で、今日、内容証明郵便が届いたんだ」

「えっ、内容証明？　それでなんて書いてあったんですか？」

「簡単にいえば、解雇されたのに解雇予告手当が支払われていないので支払ってほしい。支払わなければ労働基準監督署に申告するって」

「なんですって！　だってそれ、先生の温情で解雇にしてあげたんじゃないですか。なんてひどい人なんだ」

「それで、ぼくはどうすればいい？」

「……ああ、はい。櫻木に相談して折り返します」

受話器を置いた久松は、その瞬間、事の重大さに気づいて血の気が引いた。いつもは温厚な櫻木だが、曲がったことは決して許さない。立ち上がって、所長室のドアを見た。生まれて初めて、足がすくむという言葉の意味を理解できた気がした。

【詐欺の共犯】

久松の報告を受けた櫻木の表情はまったく変化しなかった。そのことが久松をさらに緊張させた。スウェーデン人の血が四分の一入っている端正な顔立ち。鳶色の瞳、白い肌、細く高い鼻……。櫻木の職業はモデルだと言って騙せない相手はいないだろう。ただ嫌味がないのは、表情が豊かだからだ。櫻木は久松に対しても、よく微笑んでくれる。何かあったから、というわけではない。挨拶のときも、「最近頑張ってるな」と肩を叩いてくれるときも、事務所で目が合っただけでさえ、口角を上げて軽く頷いてくれる。その微笑みがいま、櫻木の顔から完全に失われていた。

「いいか、久松くん。まず基本中の基本を言っておく。実際には解雇ではないのに解雇扱いにして手当を受け取るとしたら、それは不正受給だ。矢野院長はその片棒を担いだことになるし、それを勧めた君もまた、結果的にだが、違法行為に手を貸したことになる。私はそのことを絶対に容認しない」

「はい、すみません」

櫻木は表情を変えないまま小さく頷いて、今回のケースについて簡潔に説明していった。それはまるで、久松への個人レクチャーのようだった。

自己都合による退職よりも解雇など医院側の都合のほうが、雇用保険の基本手当（いわゆる失業給付）が手厚くなっている。自己都合退職や懲戒解雇などの重責解雇の場合、基本手当はすぐには支給されず、三ヵ月の給付制限期間が設けられている。これが解雇など医院側の都合による退職の場合には、七日間の待機期間が経過するとすぐに支給される。さらに、医院側の都合ならば、基本手当を受給できる日数が増える場合もある。

それゆえ、自分から辞めたいと申し出ておきながら、「解雇扱いにしてくれ」と相談する人は少なからず存在する。経営している側が親切心から「解雇扱いにしてあげたい」と思う、その気持ちは理解できる。しかし、事実と異なることを届け出、基本手当を受け取ることは明らかに不正受給であるし、事実が発覚すれば罰則が適用される。

「久松くん、ここまでは理解できたかな」

「はい」

「それで今回のケースだが、残念ながら解雇予告手当は支払うしかない。理由を説明しよう」

そもそも離職理由を偽って届けることは違法であり、雇用保険法第八十三条に、偽りの届け出をした事業主は六ヵ月以下の懲役または三十万円以上の罰金と定められている。また、偽りの届け出をして支給された失業給付の二倍の金額を、医院も連帯して返還させられる。

解雇はしていないと反論したいところだが、今回のケースでは退職願は提出されていないはずで、あるのは医院がハローワークに「解雇」と記載した書類だけだ。そのスタッフから退職の意思表示があったと医院が証明するのは、極めて困難であると言わざるを得ない。

しかも今回、そのスタッフは六ヵ月間しか働いていない。雇用保険の被保険者期間が十二ヵ月以上ないため、本来なら失業給付を受けられないはずだった。しかし、「解雇」と虚偽の記載をしたことで、彼女は失業給付を受け取ることができた。結果として、彼女はハローワークを騙して失業給付を受給し、医院はそれに協力したことになるので、詐欺の共犯ということになってしまう。

「君は矢野院長を詐欺師にできるかい？」

久松は無言で首を振った。

席に戻った久松は、すぐに矢野院長に電話をかけ、櫻木の解説をそのまま伝えて謝罪した。

「いや、いいんだ。君からの返事を待たずに手続きしたのは僕だから。今回は授業料だと思って支払うことにするよ」

それからは矢野院長と久松の月に一度の面談が、ビジネスライクに続いた。久松はあの過ちが話題にのぼらないことに毎回ほっとする反面、矢野院長が自分にもってくれていたシンパシーが薄れたと感じていた。

【止まらない汗】

そんななか、矢野院長から久松に電話がかかってきたのは昨日のことだ。

「久松くん、今度は歯科衛生士が辞めるって言い出した。明日にでも来てもらえないか？」

「わかりました」

久松は、いい加減な対応で迷惑をかけてしまった自分を再び頼ってくれる矢野院長に感謝しながら、同時にまだ完全には塞がれてはいない、あのときの傷が痛むのを感じていた。

「自分にできるのか。こんな自分に……」

矢野歯科クリニックのドアの前に立ったいま、この瞬間も、自問を繰り返す久松であった。

クリニックの中はよく冷房が効いていた。久松の口から思わず、「ああ、涼しい」という言葉が漏れる。受付の秋元恵はそんな久松に会釈し、「でしょ」と微笑んだ。

「ずっといると、私たちは逆に冷えてしまうくらいなんです。でも、最近の暑さは尋常じゃないから、外からいらっしゃる患者さんに合わせると、どうしてもこの温度設定になるんですよ」

「いや、もう本当に異常ですね、今年の夏は。暑いというより、危ない」

「そうですね。でもそう言う久松さんこそ、大丈夫ですか？　すごい汗ですけど」

「ああ……。ええ、大丈夫」

笑顔の秋元の口元を見て、「ＡＫＢ48の誰かに似ている」と久松は思った。ただ、「八重歯が印象的なあの子だ」と浮かぶだけで、名前までは出てこなかった。

それも当然である。仕事一筋、時間があれば資格取得のための勉強という毎日を送る久松には、テレビを観る時間などなかった。

「もし、こんなかわいい子が彼女だったらどうだろう？　いまのストイックな毎日を継続できるだろうか……」と久松は一瞬だけ、自分のアパートに彼女と二人きりでいる状況を想像し、すぐに「何を考えているんだ俺は！」と自らに突っ込んだ。

「そんな状況じゃないだろう。ピンチなんだ、いまの俺は」と、久松は幸せなイメージをあえて打ち消した。

「久松……さん？」

「ああ、ごめんなさい。で、院長は？」

「はい、院長室にお通しするように言われています。後で冷たい麦茶をお持ちしますね」

「ありがたい。さっきは大丈夫って言ったけど、本当は喉がカラカラなんです。暑いのもあるし、緊張しているのもあるし……」

「え？」

「あ、いや……。麦茶、助かります。ありがとうございます」

【器の大きさ】

院長室は診察室を抜けた奥にある。ドアを開けると、パソコンの画面に向かっていた矢野院長が笑顔で振り向き、ソファに座るように促してくれた。ロビーよりも若干、温度が高めに設定されているようであったが、久松の汗が止まらない最大の理由は不安であった。それを払拭するためにも、久松は開口一番、矢野院長に謝罪した。

「あのとき、しっかりと謝っておくべきでした。半年前の一件は、すべて私の責任です。すみませんでした。不問に伏してくださった先生のご厚意に甘えて、ついついそのままに……」

「そんなこと、気にしてたの？　ああ、だからか……」

「と、おっしゃいますと？」

「あの件以来、なんだか久松くん、よそよそしいから。今回も相談していいのかな、って少し迷ったんだよ」

「それは重ねて失礼しました。もちろん、なんでもご相談ください。名誉挽回のためにも、全力を尽くします」

「そう言ってくれると心強いね。頼りにしているよ」

久松は心底ほっとすると同時に、矢野院長の器の大きさを知った。この包容力があるから、三十五歳という若さで独立を実現できたのだ。それにひきかえ、自分はどうか。いずれは父の税理士事務所を受け継いでリーダーとなるはずの自分の、いかに狭量なことか……。

「では、まずは話を聞かせてください」

自分の心の中の弱気を追い払うように、久松は力強く言った。

【ボタンの掛け違い】

「電話で話したように、歯科衛生士の鈴本が辞めると言い出したんだ」

そう語り始めた矢野院長の目に怒りの炎が灯ったのを、久松は見逃さなかった。

「理由は?」

「給料が当初の約束とは違う、と言うんだ」

話を詳しく聞いてみると、なるほど典型的な「ボタンの掛け違い」であった。開院前の採用面接のときに、歯科衛生士の鈴本 茜から給与について質問があった。そのとき矢野院長は、「前の医院ではいくらもらっていたんですか?」と逆に質問を返した。その答えは「二十五万円」で、矢野院長が準備していた金額そのままだったという。クリニックの開院日は決まっていたうえ、絶対数の足りない歯科衛生士を採用するのは決して簡単なことではない。

「じゃあ、うちも二十五万円ということでどうかな?」

その誘いに鈴本は笑顔で頷き、その場で交渉成立となった。

ところが、この時点で両者の認識には大きな食い違いがあった。矢野院長にとっての二十五万円は「支給総額」であり、一方の鈴本にとっては「手取り」だったのだ。税金や社会保障費などを差し引くと、手取りは二十二万円強となり、これが鈴本には不満だった。

それでも鈴本は一年間、文句も言わずに働いてきた。それが最近になってクリニックの経営が安定していたので、この際、自分の考えをはっきり伝えようと、鈴本は「面接のときの約束どおり、お給料を二十五万円にしてください」と矢野院長に直談判したのだった。

ところが、矢野院長から返ってきたのは「すでに二十五万円以上払っているじゃないか」という答だった。矢野院長にしてみれば、総支給額は二十五万円を超えているし、実際にはそこに時間外手当も付けていた。

「開院する前は残業代のことなんてほとんど考えていなかったから、最初の給料日に、『ええっ、こんなに払わなきゃいけないの？』って驚いたんだ。ああ、そのことは久松くんが一番知っているよね」

久松は当時のことを思い出した。「なんとかならないか？」という矢野院長に、「これはかりはなんともなりません」と説明し、「それでもオープン当月から利益が出たのは素晴らしいことですし、しっかりと残業代も支払いつつ、さらに利益が伸びる施策を打ち出していきましょう」と元気づけもしたのだった。

実際、こうしたケースは珍しくない。ほとんどの歯科医師にとって、開院は人生に一度きりの経験である。すべてに気が回らないのは当然だし、どんぶり勘定での見切り発車は、ある意味で仕方のないことなのである。

「この一年間、たった一度だって遅配することなく、残業代までしっかり支払ってきたのに、あの言いようはない。それに……」

「それに、どうしました？」

久松は矢野院長の眉間に深くしわが寄るのを見て、対立の理由が給与だけではないことを予感した。

【身勝手なふるまい】

矢野院長が最初に鈴本に違和感を覚えたのは、なんと開院当日だったという。お祝いの花が多く届いたので、矢野院長はスタッフに「枯れるともったいないから、みなさんで分けて適当に持って帰っていいですよ」と声をかけていた。

翌朝、矢野院長がクリニックに来てみると、花束やスタンド花はもちろん、胡蝶蘭などの鉢植えまで、きれいさっぱりなくなっていた。送り主の書かれた札が、ゴミ箱に無造作に突っ込まれているのを見て、ため息しか出なかったという。

「後でスタッフにそれとなく聞いてみると、『今日のうちに全部分けてしまいましょう』って先導したのが、どうも鈴本だったようなんだ。すぐに枯れないものは、せめて送ってくださった方が来院されるまで飾っておくのが常識だと思うんだけどね。一事が万事、彼女にはそうした常識が通用しない」

矢野院長は自分の言葉にさらに怒りを強めているようで、だんだんと声が大きくなり、同時にスピードも上がってきた。

「そうだ、花だけじゃない。あのときはケーキも……」

お祝いに届いたケーキをみんなで食べようという段になって、矢野院長はまだスプーンなどのカトラリーを買い揃えていないことに気づいた。すると鈴本は、「私に名案があります」と言って診察室に行き、持って来た舌圧子をみんなに配った。舌圧子とは周知のとおり、口や喉を観察しやすくするために舌を押さえるのに用いる、へら状の医療器具である。

「確かに形はスプーンに似ているけど、舌圧子はまぎれもない医療備品だよね。それをなんのためらいもなく自分たちがケーキを食べるために使えるその感覚と発想に、正直、空いた口が塞がらなかったよ。でも、注意できるような雰囲気じゃなかったから、ぼくにはその場を離れることしかできなくてね。そう、仕事とプライベートの区別がつかないという意味では、こんなこともあった」

矢野歯科クリニックでは、スタッフが各自必要な消耗備品をインターネットで注文し、その合計額がクリニックの口座から毎月引き落とされる仕組みになっている。あるとき、ふとしたことから消耗備品の請求書の品目に目が止まった矢野院長は、一瞬、自分が見間違えたのかと思った。そこには事務用品に並んで、ハーブティーや菓子類が記載されていたからだ。

「もちろん、それはさすがに問い質したよ。そうしたら鈴本は、『プライベートで買ったつもりでしたが、操作を間違ってしまったようです。今後、気をつけます』と、悪びれることもなく言うんだよ。あれはわかってやっていたに違いない」

鼻息を荒くする矢野院長を見ながら、久松の頭には「修復不能」という文字が浮かんでいた。整理しなければならないのは鈴本の要求と、矢野院長がどういう方向で問題を解決したいか、という点だ。

久松の頭にはもう緊張や不安はなかった。あるのは矢野院長を助けたい、という情熱だけだった。本来の久松が帰ってきた。

【意思表示から十四日間】

久松は院長室のソファから思わず立ち上がり、あたりをぐるぐると歩き回りながら話を続けた。

「矢野院長。私が思うに、鈴本さんは『辞める』というカードを切るそぶりを見せながら、給料を引き上げようとしているのではないでしょうか。歯科衛生士は絶対数が少ないので、常に売り手市場です。自分が辞めたら院長が困ることを百も承知で、駆け引きをしている……」

「言われてみれば、そうだな」

「だとしたら、そういうスタッフとこれからも力を合わせてクリニックを盛り上げていくことはできますか？」

「できないね。絶対にできない」

久松は首を振りながらつぶやく矢野院長に、「お気持ちは理解できます」というように大きくうなずいた。

「では、院長、彼女が本当に辞めたがっていると仮定しましょう。仕事が滞るからと引き止めたとしても、辞めると意思表示して十四日間経つと、雇用関係は自動的に切れてしまいます。つまり、法律上、強制的に働かせることはできないのです」

一般的に、歯科医院の就業規則では、「退職届は三ヵ月前に提出すること」というルールを定めているケースが多い。歯科衛生士は全国的に、慢性的に不足しており、新規雇用までに時間がかかるし、また業務の引き継ぎ期間も考慮しての三ヵ月間である。ただこれも、「お願い」のようなレベル。事業主に退職の意思を示して十四日間経過すると、法律上、雇用契約は切れるからだ。極端に言えば、「辞める」と宣言して翌日から出勤しなければ、十四日間は欠勤扱いとなり、そのまま退職ということになる。

「なるほど。いずれにせよ、彼女の申し出を受け入れて、辞めてもらうのが得策なんだね」

さすが若くして独立を成し遂げた矢野院長、飲み込みが早かった。

「ええ、お話をうかがうかぎり、パーソナリティにも問題がありそうですし、関係が改善する可能性は極めて低いんじゃないかと推察します。ただ、鈴本さんが辞めたとして、クリニックの運営に支障はありませんか？」

「それは、もちろんあるよ。でも、人が足りなくなるのは仕方がない。新しい人が見つかるまで、残ったスタッフでなんとか乗り切るよ。そのつらさよりも、信頼できない人と毎日顔を合わせることのほうがストレスは大きい」

「確かにそうですね。では、鈴本さんには粛々と退職していただきましょう。それが彼女の希望ですから」

「わかった。さっそく明日にでも話すよ。久松くん、ありがとう。で、そろそろ座ったら？」

それまで堂々と院長室の中を歩き回っていた久松は、院長の言葉に「あっ」と目を見開いて、肩をすくめ、ソファに腰掛けるなり、小さくなった。

【一目惚れ?】

それからしばらく雑談をして、久松は晴れやかな気持ちで院長室を出た。今回はなんとか矢野院長の力になれた。汚名返上とまではいかなかったかもしれないが、新しい関係のスタートとしては上々だった。

クリニックを出たところで、「久松さん」と呼び止められた。久松は、タータンチェックのワンピース姿の女性が受付の秋元 恵だと気づくのに少し時間がかかった。制服姿もよいけれど、私服はさらにかわいい。惚れ惚れと見入る久松であった。

「久松さん、いまから少し、お時間いただけませんか?」

「あっ、はい。も、もちろん」

「じゃあ、近くのカフェでお話を聞いてもらえますか?」

久松は無言で頷いた。動揺して声が出なかったのだ。

(こんなにかわいい子がお茶に誘ってくれるなんて、いったい何が起こっているんだ。もしかして、自分に気があるのだろうか。いや、そんなわけがない。毎月の訪問時に二言、三言、言葉を交わす程度の関係だ。待てよ、一目惚れというのもあるか。密かに思ってくれていた、とか。だって、現に誘われているわけだし……)

思いは巡り、千々に乱れた。エレベーターの中は二人きりだったが、微妙な緊張感が漂ってお互いに言葉を発することはなかった。秋元が選んだカフェは低価格のチェーンで、男女が語らうには適していないように久松には思えた。しかし、「こういうガヤガヤしているところのほうが、かえって話を聞かれにくいから……」という秋元の言葉に、またもや妄想は際限なく膨らむのであった。

奥のテーブル席に座って向かい合うと、秋元はすぐにこう切り出した。

「先生とのお話って、鈴本さんの件ですよね」

「まあ、そうだけど……。でもなぜ？」

ロマンティックな展開を期待していた自分に半ば呆れながら、久松は問い返した。

「もし、鈴本さんを引き止めるようだったら、私が辞めようと思って……」

「ちょっと待って。もう少し詳しく話を聞かせてもらえますか？」

「私、クリニックがオープンしたときから、鈴本さんのことが怖くって……」

秋元によれば、鈴本には二面性があるという。仕事はできるし、患者のウケもいい。ただ、スタッフだけになると、「院長なんて楽勝だから」「給料以外にもメリットがないとやってられないよねぇ」と不正を煽るような発言をしていたという。パワーのある人だけにマイナスの影響を受けるスタッフもいて、とくにここ数ヵ月はチームワークが乱れてきているというのだ。

「私、しょせん受付だから、なかなか先生に言い出せなくて……。でも、辞める覚悟で直接お話ししようと決心したところだったんです。そうしたら、久松さんがいらしたから……」

「もう大丈夫。よく話してくれましたね。院長には鈴本さんに辞めていただくようにアドバイスしました。それにしても秋元さん、人を見る目があるんですね」

「いえ、そんなことは……」

照れた表情がまたかわいらしかった。悔しいくらいに……。

【〝高い授業料〟を活かす】

翌日、帰り支度を始めた久松のデスクの内線がなった。受話器から聞こえたのは、先輩である海音寺桜子の声だった。

「昨日から『いいことありました』っておでこに書いて歩いている久松くんに、矢野歯科クリニックの院長から電話」

「桜子さん、なんですか、それ」

「照れてないで、早く電話をとりなさい」

外線ボタンを押しながら、久松は桜子の観察眼の鋭さに驚愕した。それにしても、桜子だけには見透かされたくなかった。何せ、久松が思いを寄せているのは……。

「あっ、久松くん。矢野です」

「ああ、すみません。お待たせしました」

「いや実はね、鈴本に『すぐに辞めてもいい』と伝えたら、『じゃあ解雇扱いにしてください』って言い出すんだよ。『若杉さんのときもそうだったんでしょ』って。いやー、たいしたたまだよ」

「院長、感心している場合じゃありません！」

「わかってるって。そのために、前に高い授業料を払ったんじゃないか。もちろん、きっぱり断ったよ。『それはできない』ってね」

「よかった。それで『すぐに辞めてもいい』というのは、どんなニュアンスで伝えたんですか？」

「えっ？　なんでそんなこと聞くの？」

久松は前回の失敗のときに、社会保険労務士の資格をもつ櫻木丈所長から聞いたエピソードを、矢野院長に話して聞かせた。

商業ビルの一角にあるクリニックで、新しく雇った歯科衛生士と院長の間がうまくいってなかった。ある日、歯科衛生士が「体調が悪いから休みます」と連絡してきたので、院長はそれを了承した。

ところが、である。昼の休憩時間に院長がクリニックを出ると、当の歯科衛生士が男性と腕を組んで歩いていた。思わず声をかけたら、悪びれる様子もなく「もう具合がよくなったんで」と言うではないか。

かっとなった院長はその場で、「クビだ！　もう明日から来なくていい！」と怒鳴った。返ってきた言葉は、院長の予想をはるかに超えるものだった。

「いま、確かにクビって言いましたよね。今日この瞬間にクビだと。つまり、即時解雇ですね。では、解雇予告手当をいただくことになりますので、あしからず」

解雇予告手当とは、三十日以上前に解雇を予告できない場合に、不足する日数分の平均賃金を支払うことである。この歯科衛生士は何もかも知り尽くしたうえで、院長をはめたのであろう。

「ほう、上には上がいるもんだね。でも大丈夫。こちらはいたって穏やかに話したし、『いつ辞めるかはあなたが決めなさい』と言ったから。結局、来月の末までってことになったけどね」

矢野院長はそう言って軽く笑った。

「これで心の枷《かせ》が一つ外れたけど、問題はどうやって代わりの人を見つけるかだよ、久松くん」

「はい。うちの社会保険労務士ともしっかり相談し、すでに準備は進めています。明日にでもお時間をいただけますか？」

「じゃあ、診療が終わったころに」

受話器を置いた久松は、心地よい興奮を味わっていた。仕事が順調に展開しているからだが、明日は矢野歯科クリニックで秋元に会えることも心浮き立つ理由の一つだった。そう考えた瞬間、にやけた顔を桜子に見られたのではないかと、あたふたと周囲を見回す久松であった。

【応募者の能力や人柄をいかに見極めるか】

今日も久松はうだるような暑さのなかで、ＪＲ博多駅にほど近い、矢野歯科クリニックが入居しているビルの前に立っていた。しかし、一昨日の来訪時とは心持ちがまったく違った。久松は自信に満ちていた。

受付には秋元がいた。一昨日はほんの少しの時間、しかも完全に仕事の話ではあったが、二人きりでカフェで話したという事実が久松の気持ちを変えていた。秋元の目を見て微笑むと、彼女は無言で会釈し、院長室のほうへ手のひらを向けた。言葉がなかったものの、いやなかったぶん、いつもの「いらっしゃいませ」、「ああ、どうも」という会話に比べて、より親密なやりとりのように感じた。

院長室に入ると、診療を終えてソファでくつろいでいた矢野院長から、向かいに座るように促された。

「院長、今日も忙しかったようですね」

「まあね。いや、ほんと立地のおかげだよ」

「いいえ、院長の腕がよいと評判です。これでスタッフの士気がさらに高まれば、鬼に金棒ですね」

「というわけで、今日は歯科衛生士の採用をどうするか、だね」

歯科衛生士は国家資格で、看護師とともに需要が高い職業だ。優秀な人材を確保するのは簡単ではない。実際、求人を出したにもかかわらず、リアクションが皆無だったというケースも珍しくない。

それならば学生のうちから確保しておこう、ということで、九州の医療専門学校では歯科衛生士の奨学金制度を設立した。月額一万円から七万円の奨学金を負担するのは歯科医院である。卒業後、晴れて歯科衛生士となり、奨学金を支給してくれた歯科医院に契約年数勤務することで、奨学金の返還義務が免除されるという仕組みだ。歯科医院にとってはかなりのコスト負担になるが、制度が成り立つのは、それだけ歯科衛生士が不足しているという実態を現している。完全な売り手市場なのだ。

ただ、矢野歯科クリニックは開発が進む博多駅エリアにあり、ロケーションは抜群だ。クリニックも新しく、細部までセンスがよく、さらに院長は総額で二十五万円の給与を予定していた。福岡では高めの設定である。久松は確実に希望者が出てくると考えていた。

「院長、ハローワークや求人誌という方法もありますが、私はインターネットを使った募集に絞ってよいと思います。まずは期間を限定して広告を打ちましょう。矢野歯科クリニックは条件がよいので、必ず手を挙げる人が複数人いると、私は確信しています」

「そう言われると、自信が湧いてくるね」

「問題はどうやって能力や人柄を見極めるか、ですね」

「ああ、今回は慎重を期したいよ。もう、あんな思いをするのはいやだからね」

その言葉を聞いて、久松は今回の軸となる提案を口にした。

「そのためにも、この際、就業規則を作ってはいかがでしょうか?」

【備えあれば憂いなし】

スタッフが十人未満であれば就業規則を作成する義務はない。しかし、いざ争いが起これば、労働基準法には抵触しなくても、民事上では雇用側が厳しい立場におかれるケースが多い。加えて、院長とスタッフの認識をすり合わせるためのツールになるというメリットも大きい。もし就業規則を共有していたら、これまでの退職にかかわるトラブルは起こらなかったかもしれない。矢野院長は久松の提案にうなずいた。

「確かに今回のことで必要だと痛感したよ。ただ、どうやって作ればよいのか……。それは久松くんにお願いできるの?」

「ええ、もちろんです。私たちのほうでたたき台を作りますので、院長のご意向をうかがいながら、それをカスタマイズしていきましょう。私どもの事務所の社会保険労務士と一緒に進めていきます。院長にはいろいろな提案について、どうするかを判断していただくことになります。いずれせよ、負担は少ないのでご安心ください」

「よかった。やっぱり『餅は餅屋』だよね。プロに任せるのが一番だ」

「院長はお忙しいですし、日常の業務に支障を来さないように、私たちがサポートいたします」

「心強いね」

でき上がった就業規則は採用する方向で行う面接時に相手に見せ、「私たちのクリニックはこういう方針で運営しますが、了承できますか?」ときちんと確認してもらう。これだけで、「言った、言わない」、「入社前の話と違う」といった認識のズレをかなりの確率で避けられる。

また、今回から雇用契約書を作成してもらうことにした。ここには給与額も明記されているので、鈴本のときのように一方は「手取り」、一方は「総額」だと思っていた、というようなトラブルはなくなる。

「それから院長、採用試験にこれを使ってみてはいかがでしょうか?」

久松がバッグから取り出した資料には、「個人特性分析」と書かれていた。

「四十から六十の設問に答えてもらうだけで、その人のパーソナリティが分析できます。どんな人材がほしいのかを明確にしておいて、分析結果を見ながら理想の人物像により近い人を採用する。これが『個人特性分析』を用いるメリットです」

「なるほど。どうしてもぼく一人の判断になりがちだから、客観的な視点というのは助かるね」

「その『院長がお一人で決めている』という点なのですが、ここは『就労前の体験入所』を行うことでクリアできると思います」

「と言うと？」

「候補者の方々に実際に制服を着て、このクリニックで働いてもらうのです。そうすれば院長だけではなく、スタッフの方々の意見を聞くこともできます。また、採用される側にとっても、『想像と違った』とか、『思ったより忙しかった』という不満が後から出てくることを防げます」

「なるほど、それはいいね。ぜひ実施してみるよ。久松くん、今回はいろいろな提案をありがとう。なんだかよい人を採用できそうな気がしてきた」

帰り際、受付には秋元の姿がなかった。さすがにもう帰ってしまったのだろう。エレベーターホールにも、エントランスにも彼女はいなかった。久松は我ながら自分の落胆ぶりに驚いていた。

【採用の決め手】

翌月、月例の収支報告のために矢野歯科クリニックを訪れた久松は、開口一番、矢野院長に採用活動の経過を尋ねた。

「ああ、五人から連絡があって、そのうち三人に就労前の体験入所をしてもらったよ」

「それで？」

「うーん、最後の二人が甲乙つけがたくて、迷ってるんだ。久松くんはどう思う？」

久松は履歴書と個人特性分析を見比べながら思わずうなった。どちらも優秀そうだし、矢野歯科クリニックの経営方針にも合っているように思えた。容姿も両者とも十人並みで、矢野院長が迷うのも無理はない、と久松は思った。

「確かにこの判断は難しいですね」

「だろう？」

「あっ、こういうときこそ、スタッフの意見を聞けるというメリットを活かしてはどうでしょうか。受付の秋元さん、実は鈴本さんがクリニックのチームワークを乱す人だと早くから気づいていたみたいで、なかなか人を見る目がありそうですよ」

「えっ？　なんで君がそんなことを知っているの？」

久松は思わずはっと息をのんだ。そうだ、秋元から直接相談を受けたことは、矢野院長には言っていなかったのだ。

「実は先月、帰り際に呼び止められまして相談を受けたんです」

「ああ、そういうことだったの。だったらそんなに驚かなくてもいいじゃん。あっ、もしかして久松くん、あの子、狙ってる？」

「そんなんじゃありません。院長、やめてくださいよ」

「わぁ、真っ赤になって。久松くんは全部顔に出ちゃうな」

そう言われて、さらに顔面が熱くなる久松であった。

矢野院長が内線で秋元を呼ぶと、彼女はすぐに院長室にやってきた。

「ああ、秋元君、久松くんの隣に座ってくれる？」

「はい。失礼します」

矢野院長は久松を見てにやりと笑った。

「久松くんが、君は人を見る目があるというから、先日、入所体験をしてもらった二人の歯科衛生士のどちらを採用すべきか、アドバイスをもらおうと思ってね」

矢野院長はそう言って、秋元の前に二人の履歴書を置いた。

「お二人ともすてきな方でしたね。きっとスムーズに溶け込んでくださると思います」

「うん、だから迷っているんだ。決め手がなくて」

「そうですね。では申し上げますが……」

矢野院長と久松は、八重歯がのぞく秋元の口元を見つめた。

「こちらの木村さんは、お貸しした制服をていねいに畳んでお返しくださいました。もうお一方は……」

「わかった。君の意見、参考にさせてもらうよ。受付に戻って」

矢野院長は秋元が出て行くのを確かめてから、「いやー、あの子があんなにしっかりしているとは知らなかった。久松くん、大切にしないとぼくが許さないよ」と言って笑った。

「だから、そんなんじゃないですから、院長！」

久松はそう切り返しながら、心のなかでは「今回は櫻木所長によい報告ができるな」と考えていた。彼女も気になるけど、いまの自分には仕事だ。こうして案件をクリアすることで成長している自分を感じられることが、久松には何よりの喜びだった。

院長室の窓から見える空には鰯雲が浮かんでいた。長く暑い夏がようやく終わろうとしている。

（第三話・完）

第四話　歯科衛生士のメンタルが危ない――スタッフの心を守るのも院長の仕事

【ベテラン歯科衛生士の異変】

「櫻木先生、今回の件はいささか複雑なんですよ」

浅村デンタルクリニックの浅村 弘院長は、そう話を切り出した。フレームレスの眼鏡の奥の瞳に、いつもの穏やかさは感じられなかった。

趣味の草野球で日焼けした顔は若々しいが、頭には白いものが目立つようになってきた。「確か三十三歳での独立だったから、今年で四十五歳か」と、櫻木 丈は記憶のデータベースから瞬時に正確な情報を引き出すと同時に、軽く頷きながら答えた。

「何でも気兼ねなくご相談ください。複雑に絡んでいるものを解きほぐしていくのが、私たちの仕事ですから」

櫻木は税理士と社会保険労務士の二つの資格をもっている。「数字のことも人の問題もまとめてアドバイスがもらえる」と、クライアントからの評判は上々だ。健全な経営のためには数字を分析し、把握しておくことが大切である。その専門家である税理士は、経営者にとってなくてはならないパートナーだ。櫻木は税理士である自分をマラソンのコーチのような存在だと考えている。実際にコースを走るのは経営者や院長で、櫻木は現地点の距離やランナーの健康状態、時にはライバルの分析などを可能なかぎり数値化し、ランナーに提供する役割を担っている、というわけだ。

一方、中小企業や医院の経営でトップを悩ませるのは、その多くが人の問題である。社会保険労務士は適切な労働環境づくりをサポートするのはもちろん、経営者とともに問題を解決していく、かかりつけの医者のような立場だともいえる。コーチと医者、この二人がいれば、ほとんどの課題は克服できると、櫻木は考えている。

「浅村院長、電話を受けた海音寺から、今回は院内の人間関係の問題だと聞いています。どうされましたか？」

「ええ、まずは歯科衛生士の沢口のことからお話ししましょう。彼女、うつ病に罹ってしまいまして……」

沢口静江は四十歳のベテラン歯科衛生士で、浅村デンタルクリニックには創業から加わり、今年で十二年目になる。技術が高くて人当たりもよいことから、患者の受けもよく、浅村院長は右腕として信頼していた。

ところが、である。三ヵ月ほど前から様子が変わってきた。たとえば、頼んだことをすぐに忘れてしまう。患者の予約時間を間違え、いくら指導しても確認をしない。これまででは考えられないようなミスを連発し、やはり何度注意しても繰り返してしまう。浅村院長は「ほとほと困り果てた」と言った。

「まあ、しかし、それくらいであれば、周りがカバーすればなんとかなります。いよいよ危ないと思ったのは先週のことです。診療している私の腕を摑んで、『先生はなぜ私をちゃんと評価してくれないいんですか!』と大声をあげたんです」

その瞬間、院内は騒然となった。患者も目を見張っていた。浅村院長は、「まあ、落ち着きなさい」と沢口をなだめて院長室で待っているように促してから、「失礼しました」と患者に深々と頭を下げたのだった。

【一歩前進するも……】

その日、浅村院長と沢口の二人は話し合いの場をもった。

「沢口さん、今日の行動は危険だった。私が患者さんの口腔内にタービンを入れる直前だったからよかったものの、ケガでもさせようものなら……」

沢口は「すみませんでした」と暗く、くぐもった小さな声で言った。正面は向いていたが決して目を合わせず、焦点を失った黒目は、小刻みに左右に揺れていた。

「いったい、私に何が言いたかったんだ？」

「すみませんでした」

「謝ってばかりじゃわからないよ。言いたことがあったんじゃないのかい？」

開いたままの沢口の目から、大粒の涙がこぼれた。

「わ、私……、先生から嫌われているんですね……」

「おい、いったい何の話だ」

「わかっているんです。嫌われているんだ、私……」

返す言葉を失った浅村院長は、天を仰いでため息をついた。話がまったく前に進まず、この三ヵ月、同じことを何度も繰り返してきた。浅村院長は意を決し、「心療内科を受診してみないか？」と尋ねた。沢口は初めて目を上げ、「えっ？」とつぶやいた。

「私、精神的な病気なんかじゃありません」

「うん、そうだね。ただ、最近のあなたの行動は、これまでとずいぶん違う。たとえば、ミスや忘れ物がすごく増えているよね？」

「ええ、確かにそれはそう……ですね。私も気になっていて、若年性の認知症じゃないかな、と……。不安になったりもしました」

声のトーンは低いままで、ぼそりぼそりと語った。

「だったら、やっぱり医者に診てもらったほうがいいと思う。さっそく明日にでも行ってみたら？予約はみんなでやりくりするから」

「……はい」

翌々日、浅村院長は遅刻気味で出勤してきた沢口を院長室へ呼んで結果を尋ねた。

「脳神経外科に行ったところ、うつ病という診断で、薬を処方してもらいました」

「病気であることがわかったのは一歩前進だね。それで、沢口さん自身はこれからどうしていきたい？　治療に専念する道もあるし……」

「先生は私に辞めろと言うんですか？」

「いや、そうは言っていない。できれば続けてほしいけれど、薬を飲んでいる状態で患者さんを診るのはどうだろうか、とも思うんだ」

「私、辞めませんから。だって、辞めたら雇ってくれるところなんてないし……」

沢口の呼吸が荒くなっていた。黒目がくるくる動き、恨めしそうな目線は、先ほどから広い範囲をさまよっていた。浅村院長は小さな恐怖を感じた。

「沢口さんの考えはわかった。今日のところはこれまでにしよう」

院長室を出て行く沢口の背中を見ながら、浅村院長は自らの胸にうごめく複雑な感情に戸惑っていた。これまで、沢口がクリニックに貢献してくれてきたことはまぎれもない事実だ。一方で、このまま患者の前に立たせるのはリスクが高すぎる。どうしたものか。浅村院長はおもむろに携帯電話を取り出し、櫻木税務／労務事務所に電話をかけたのだった。

【負の連鎖】

「そういうことだったんですか……」

櫻木はこれで事の次第をすべて把握したと思い、労りの言葉を口にした。

「院長、それは大変でしたね」

「いや、そのときはまだ、それほど大変ではなかったんです」

「と、おっしゃいますと？」

「複雑だと申し上げたでしょう？　話には続きがあって、電話を切ったすぐ後で、今度は歯科衛生士の木崎が院長室に来て、いきなり『辞めたい』と言ってきたんです」

「木崎さんが？」

思わずこぼれた櫻木の驚きの問いに、浅村院長は眉間に皺を寄せて無言で頷いた。木崎真由美は浅村デンタルクリニックに来て三年だが、歯科衛生士としては十年のキャリアをもつ三十一歳。明るい性格で、沢口と二人の若い歯科助手をつなぐ役目も担ってきた。そんな木崎の突然の辞職表明に、沢村院長は「なぜ？」と問い返した。

「私、先日、心療内科でカウンセリングを受けたら、軽いうつだと診断されました」

木崎の言葉には怒りの感情がこもっていると、浅村院長は感じた。

「でも、沢口さんと違って、君は……」

その瞬間、浅村院長は木崎の瞳が発している怒りの感情が増幅したように感じた。

「沢口さんは余計だったね。えーっと、そう、君はとくに業務に支障が出ているようには思えなかったけど……」

「現場では必死で普通にしているんですが、たとえば朝起きるのも辛いし、ここまで来るのはもっと辛いんです。理由ははっきりしているんです。沢口さんです。私、あの人ともう三ヵ月、一言も会話を交わしていません」

「えっ、本当に？　でも、業務連絡もあるだろうに……」

「どうしても必要なことは、付箋に書いたメモを渡されます。目の前にいるんだから、言葉で伝えてくれたらいいのに。まあ、それだけなら我慢もできるんですが、ひどいことを言われるんです」

最近、木崎はミスを連発する沢口をサポートすることが多かった。一段落してから、「今度は気をつけてくださいね」と声をかけたところ、「チッ、死ね！」と聞こえてきた。木崎のほうを向いて言葉を発しているわけではないし、声自体もとても小さかった。それでも、木崎の耳にはしっかりと届く距離で、呪うように言葉を吐いたのだという。

「私、もう疲れました。いまなら症状も軽いし、投薬で比較的早く回復するだろうと医者から言われました。もちろんそれは、原因を取り除いて、というのが前提です」

「わかった。君の話はよくわかった。でも、まだ決断しないでほしい。沢口さんが辞め、君にまで辞められたら、さすがにここは回らないからね」

「えっ？　沢口さん、辞めるんですか？」

「いや、まだそう決まったわけではないんだが、ちょっと話が複雑なんだ。詳しいことはあらためて話すから、もうしばらく我慢してほしい」

浅村院長が頭を下げると、木崎は「わかりました。でも、それほど長くは待てないと思います」と言い残して、院長室を後にしたという。

「櫻木先生、私が複雑だと言った理由がわかっていただけたでしょう」

「ええ、わかりました。そして、解決への方向性も見えました。ただ、担当の海音寺とも相談したいので……。院長、明日のこの時間は？」

「空いています」

「よかった」

櫻木はソファから立ち上がりながら満面の笑みで、「大丈夫ですよ。安心してください」と浅村院長に声をかけた。浅村院長はそれだけで救われた思いがした。

【二人のメンタル不全者への対応策】

浅村デンタルクリニックから自分のオフィスへと戻った櫻木は、所長室に海音寺桜子を呼んだ。彼女はそれを待っていたかのように、すぐにやって来て、ドアが閉まりきらないうちに「浅村先生、いかがでしたか？」と尋ねた。クライアント思いの桜子らしい行動だと、櫻木は思った。実際、櫻木の帰りをいまかいまかと待っていたのかもしれない。

「沢口さんと木崎さん、二人の歯科衛生士が双方ともうつ病に罹ったという相談で、先生はかなりダメージを受けていらっしゃるようだったね」

「二人同時に？」

「ああ、先に病気になったのは沢口さんで、彼女からの攻撃によって、木崎さんも病んでしまった、という構図だ」

「それでお二人は？」

「沢口さんは辞めたくない、と言っている。他に雇ってくれるところもないから、と。木崎さんは沢口さんさえ目の前からいなくなれば快方に向かうと考えていて、できるだけ早くクリニックを辞めたいと言っている」

桜子の表情に影が差した。さまざまな仕事がある大企業ならば、配置転換などでより簡単な、あるいは他の社員や部署に悪影響が出にくい仕事に従事させることによって対応することもできる。

しかし、中小企業や歯科医院では、スタッフのメンタル不全は解雇に繋がる可能性が極めて高い。そして解雇を巡って使用者とスタッフが対立すると、丸く収めるのは至難の業である。裁判にまで発展するのは、なんとか避けたいところであった。

「それで、所長はどうお考えなんですか？」

「その前に、君の判断を聞こう」

桜子は緊張した。この状況は、彼女にとっていわばテストである。櫻木に問われると実力を試されているように感じるのだ。

もちろんそれは桜子の「なんとか役に立ちたい」、「認めてほしい」という強烈な思いゆえであって、櫻木にそんなつもりがないことは百も承知である。櫻木は対等な存在として意見を求めているだけだ。もし、桜子の意見のほうがよいとなれば、自分の考えをすぐに引っ込めて素直に受け入れるだろう。

ただ、現実的には櫻木の洞察のほうが深くて正確ゆえ、桜子の意見がいつも「参考程度」になってしまうだけの話である。どうせ適《かな》う相手ではないのだし、だから緊張する必要はない——そう頭ではわかっていても、櫻木に対する複雑な感情が桜子を勝手に動かす。その感情とは尊敬であり、憧憬であり、そして……。

「海音寺くん、大丈夫？」

「あ、ええ、すみません。大丈夫です。えっと、もう少し現状を把握したいので、いくつか質問をさせてもらえますか？」

桜子は沢口と木崎の最近の行動について問い、櫻木は可能なかぎりていねいに答えた。

【解雇か休職か】

「ありがとうございます。これでだいたいお二人の状態がわかりました。結論から言えば、沢口さんはうつ病がある程度、進行しているように思われます。患者の治療に当たるのは危険ですので、まずは業務から離れていただくしかありません。木崎さんには、そのまま働き続けてもらいたいですね」

「そうか、よかった。僕も同じだ」

櫻木が並びのよい白い歯を見せて笑うと、桜子は胸のなかにある緑の丘に、花がいっせいに咲き広がるような気分になった。でも、それを顔に出してはいけない。櫻木に気づかれるのは恥ずかしい。それ以前に、櫻木は税理士を目指す自分にとって師匠なのだ。不謹慎にもほどがある。その一方で、いや、こんなところで意地を張っているからだめなのかしら、とも思った。いつもの無限ループ。

そんな桜子に釘を刺すように、櫻木はこう指摘した。

「ただ海音寺くん、『辞めてもらう』と言っても、そう簡単なことじゃないよ」

桜子も負けてはいない。

「わかっています。だから私は『辞めてもらう』とは言っていません。『業務から離れていただく』と表現しました」

実際、日本の労働法制下では、スタッフを簡単に解雇することはできない。労働契約法の十六条によると、もし解雇が客観的、合理的な理由を欠き、社会通念上相当であると認められない場合には、解雇権を濫用したものと判断され、解雇が無効となると定められている。言い換えれば、スタッフを解雇しようと思えば、その人が解雇されるに足る客観的・合理的な理由が必要だ、ということである。

解雇には普通解雇、整理解雇、懲戒解雇の三種類がある。まず普通解雇は、労働契約を継続していくのに困難な事情があり、やむを得ず行う解雇のことだ。たとえば、仕事を行ううえでの能力が不足している、職場での協調性を著しく欠いている、病気や事故によって長期的な休職が必要であり、職場復帰の見込みがない、などがそれにあたる。

次に整理解雇は、会社の経営上の理由により人員削減が必要な場合に行われる解雇のことで、一般に以下の四つの条件を満たさなければならないとされる。

一．会社が深刻な経営危機に陥っており、解雇による人員削減が不可避の状況にあること。

二．解雇を回避するために具体的な措置が十分に講じられたこと。

三．解雇の基準や解雇される従業員の選定が合理的であること。

四．人員整理の必要性と内容について従業員にしっかりと説明し、協議して納得を得るための努力を尽くしたこと。


三つ目の懲戒解雇は、就業規則違反などの職務規律に違反した場合や、著しい非行があった場合、最も重い懲戒処分として行われる解雇のことだ。横領や傷害など、刑法犯に該当する行為があった場合や、採用条件の要素となるような経歴詐称、二週間以上正当な理由なく無断欠勤し、出勤の督促に応じないなど、ルールを守れない社員に下される判断である。

【思いやりのある就業規則】

桜子は櫻木のデスクのほうに一歩近づき、熱弁を振るった。

「今回の場合は、普通解雇のうちの『私傷病を理由とする解雇』にあたると考えられます」

私傷病とは、仕事以外の理由で生じたケガや病気を指す。今回のケースでは、沢口に変化が訪れた三ヵ月前に、クリニックのなかで労働環境や人間関係の悪化など、発病に関係するような大きな変化は起こっていなかった。これまで沢口が長年にわたって問題なく職場で働いてきたことを考えても、彼女のうつ病は「業務に起因したものではない」と考えるほうが自然であった。桜子は続けた。

「私傷病による労務提供の不能は解雇の客観的、合理的な理由になると思います。ただ、解雇を巡って対立するよりは、私傷病休職を勧めてみるのがよいのではないでしょうか。納得してくださらないかもしれないけれど、そこはしっかり説明するしかありませんね」

櫻木は頬に笑みをたたえて、ゆっくりと頷いていた。その表情を見て、「所長は私を指導してくださっていたのだ」と気がついた桜子は、熱く語った自分が急に恥ずかしくなった。

「僕も浅村先生に『私傷病休職』を勧めるようにアドバイスしようと考えていたんだ。意見が合って嬉しいよ」

「恐縮です」

桜子は小さな声で答えて、少し視線を落とした。

「それで事前に確認しておきたいことがある。浅村デンタルクリニックの就業規則では、私傷病を理由とする解雇について、どう定めてあるのかな？」

「はい。『私傷病による欠勤が一ヵ月以上にわたる場合を休職とし、休職期間満了時点でも復職が困難な場合、解雇あるいは休職期間の満了をもって退職と扱う』と定めています」

「さすが海音寺くんがサポートしてつくった就業規則だ。まったく問題ない。もし数週間程度で症状が劇的に改善するならば、浅村先生だって沢口さんを辞めさせたくはないんだ。ただ、現実的には長期化するだろうから、その就業規則だと正当な解雇の理由となりそうだね」

私傷病によって予定していた業務が行えないのだから、本来はそれだけで解雇の理由となるし、休職は法律で義務づけられている制度ではない。しかし、「本当に回復が見込めないのか」をはっきり見極めるためにも、一定の休職期間を就業規則で規定しているケースは多い。

また、休職の事由や賃金を支払うかどうか、期間の長さといった内容は、使用者の裁量によって決めることができる。

「スタッフを大切に思っていらっしゃる浅村先生と相談して決めた規則です。いきなり解雇というよりもステップを踏んだほうが、先生ご自身にとっても精神的なダメージが少ないでしょうし……」

「わかった。これで沢口さんのことは方針が決定した。次は木崎さんについて君の意見を聞こう。ああ、立ちっぱなしにさせて悪かったね。つい議論に夢中になってしまった。ソファに移ろう」

櫻木は桜子に着席を促してから、内線でコーヒーを二つ頼んだ。桜子は心の中で「さあ、第二問だ」とつぶやいた。

【最適な対策】

櫻木はソファに深々と座り、長い足を組んで、ゆっくりと目を閉じた。桜子にとっては真正面から彼の顔を見つめることができる数少ないチャンスだ。

どこに行っても美人だともてはやされる桜子だが、櫻木のギリシア彫刻のような造作を見ていると、自分とはまったく別格の美しさだと嘆息せずにはいられない。そして、閉じた瞳の奥では、明晰な頭脳が並外れた回転数で問題への解をはじき出しているのだろう、と考えると、胸が締めつけられるようだった。それはときめきというよりも、痛みに似ていた。

何か思い出したようにぱっと目を見開いた櫻木は、組んでいた足を解き、いましがた運ばれてきたコーヒーカップを口元に寄せた。彼の好きなグアテマラだ。華やかな香りが櫻木によく似合っている、と桜子は思う。

「さて、それじゃあ、話の続きだね。木崎さんにはどう対応すればいいだろうか。君の意見を教えてくれ」

桜子は思わずゴクリとつばを飲み込んだ。櫻木からまっすぐに見つめられると、どうしても緊張してしまう。いっそ隣り合わせだったらよかったのに、と想像し、その場合は別の理由でドキドキしてしまうか、と思い直した。だめだ。この思考は無駄。いまは最適な対策に行き着くために、脳のすべてを使わなければならないのに……。桜子は軽く咳払いして、妄想を追いやった。

「はい、まず沢口さんが休職してくれさえすれば、木崎さんにとっては攻撃される相手がいなくなるわけで、精神的にも楽になるでしょう。そもそも、沢口さんから離れるためという退職の理由そのものがなくなってしまいます」

「かなり高い確率で仕事を継続してくれるだろうね」

「ええ、少なくとも一ヵ月は沢口さんと会わなくてすむので、その間は引き続きクリニックで働いてほしい、と言えば、断る理由はないでしょう」

櫻木は軽く頷いたが、口から出たのは同意ではなく質問だった。

「沢口さんの私傷病休職の間、賃金はどうするのがベストだろうか?」

「えっ? ああ、支払わなくていいと思います」

「払わなくていい……」

「いいえ、表現が適切ではありませんでした。支払うべきではないと思います」

「なぜ?」

「沢口さんは浅村院長に、『他に雇ってくれるところがないから辞めたくない』と話していましたよね。だとしたら、継続して働きたいという気持ちよりも、生活費がほしいと考えているのでしょう。もし、休職中にも賃金が出るのだとしたら、その状態をなんとかして維持しようと考えるのではないでしょうか?」

「そうならないために、兵糧攻めにする、と」

「そんな言い方をされると……」

「ごめん、冗談だ。仮に沢口さんが休職したまま賃金をもらい続けると、さらにうつ病の治癒が遅れるだろう。ここはいったん仕事をきっぱりと辞めて、治療に専念したほうがいい。浅村院長にとっても精神的にいいし、そのほうが経済的にもコストが低い。ぼくも賛成だ」

櫻木の冗談は、全然、冗談になっていない、と桜子は思った。少なくとも、自分にとって櫻木の言葉は、そのすべてが重たい意味をもつのだから……。

【問題への対応と解決】

「じゃあ、これで万事解決ということだね」

櫻木はいたずらっぽく笑った。また、からかっているのだろうかと桜子は訝しんだが、真意が見えなかった。

「ええ……。二人への対策については間違っていないと思いますが……」

「そうか。そこまでで思考を止めてしまうのは残念だな」

「どういう意味ですか？」

「沢口さんは専門医に任せるとしても、木崎さんはいまの病状を抱えたままクリニックに残る。今後、院長や他のスタッフは彼女にどう接していくのか。どんなケアが必要なのか。そこまで思いを巡らさなければ、浅村院長の問題を自分のものとしたとは言えない」

櫻木の表情はやわらかいが、言葉にはまったく遊びがなかった。桜子の胸にずんずんと響いた。

「それに海音寺くん、考えてみたまえ。一つのクリニックで二人のスタッフが、ほぼ同時にうつ病に罹ったんだよ。もちろん、発端は沢口さんだったわけで、木崎さんは被害者とも言える。でも、そもそも沢口さんはなぜうつ病になったんだろう。そして、木崎さんはどうして簡単に巻き込まれてしまったんだろう。この場合、浅村デンタルクリニックに、あるいは浅村院長に、何らかの問題があると考えるのが妥当なんじゃないかな」

確かにそうだ。私は問題に「対応」しただけで、「解決」したのではなかったのだと、桜子は思い至った。恥ずかしく、そして情けなかった。

櫻木はコーヒーを一口飲んでから、桜子に向き直った。

「よく『われわれはクライアントのかかりつけの医者のような存在だ』と言っているよね？」

「はい」

「熱が出たら熱冷ましを処方し、ひどい頭痛に悩まされているのなら痛み止めを出さなければならない。それはとても大切なことだ。しかし、それだけでは原因を取り除いたことにはならないし、再発の可能性は極めて高い。たとえば、それが悪しき生活習慣から来ているのであれば、はっきりと指摘して、的確なアドバイスを施すのが医者の務めではないだろうか？」

「はい、おっしゃるとおりです」

「明日、今日と同じ時間、浅村先生にアポイントをとってある。君が行って、二人への対策案を伝えてくれないか？」

「わかりました」

「そして、もちろん……、その後にやるべきことはわかっているよね？」

「はい、浅村デンタルクリニックの労務管理がどうなっているのか。とりわけ、院長のスタッフとのかかわり方について、ヒアリングをしてきます」

「一〇〇点だ」

その言葉を合図に、二人はほとんど同時にソファから立ち上がり、桜子は一礼すると、素早く踵を返してドアから出て行った。決して逃げたわけではない。悔しさを胸に、彼女は本質的な問題に立ち向かおうとしていた。

【現状のヒアリング】

翌日、浅村院長は桜子を笑顔で迎えてくれた。

「櫻木から、私がうかがうように言われまして……」

「いやいや、美男子もいいけど、もちろん美人のほうがいいに決まっている。さあ、どうぞかけてください」

二人は院長室のソファで向かい合った。桜子は沢口と木崎にどう対応すべきか、櫻木との対話を正確にトレースするようにして説明した。浅村院長はその間、無言で頷きながら耳を傾けていた。

「私傷病休職か。恥ずかしながら、そんなことが就業規則に書かれていることさえ知りませんでした」

浅村院長はそう言って、下手な役者がするように後頭部をぼりぼりと掻いた。対処法が決まって安心したのだろう。その頬に赤みが差してくるのを見て、桜子は、そういえばこの部屋に入ってきたとき、浅村院長は笑顔だったものの、顔色は青白かったと、いまになって気づいた。

「それで浅村先生、いろいろとお尋ねしたいことがあります。最近、残業の状況はいかがですか？」

「ほぼない、と言っていいだろうね」

「サービス残業も？」

「もちろん」

なるほど、そこには問題の原因はなさそうだ。

「では、スタッフの方とのミーティングは？」

「うーん、それを言われるとつらいものがありますね。必要だと思ってはいるんですが、なかなか時間が取れなくて。もしやるとなったら、どうしても時間外になるし、そうなると彼女たちは迷惑だろうと考えてしまって……」

「なるほど。お気持ちはよくわかります。個別にお話しする機会はありますか？」

「いえ、個別となると、さらにないですね」

「わかりました。福利厚生で、何かされていますか？」

「海音寺さん、手厳しいな。いえ、もうこの十年は医院旅行にも出かけていませんし、正直に言うと忘年会もやっていない。こうして質問に答えていると、私がいかに手を抜いていたかがはっきりしますね」

桜子はあえて否定をせず、微笑んだまま優しく頷いた。

「浅村先生、反省はもう少し後にするとして、いまは問題を解決するために、現状の把握に集中したいと思います。質問を続けさせてください」

それから桜子は沢口、木崎をはじめ、他のスタッフの現状を、浅村院長がどう把握しているのか、あるいは把握できていないのかを、丹念に聞き出していった。

【ヒアリングの効用】

浅村デンタルクリニックで浅村院長からスタッフそれぞれとのコミュニケーションについてヒアリングをした桜子は、オフィスに戻るとすぐに所長室に向かった。

「所長、少しお時間をください。どうぞおかけになったままで。短く済ませますので」

櫻木は「それは助かる」と言って、浮かしかけた体を、再びチェアーに委ねた。

「さっそくですが、浅村院長は現在、ほとんどスタッフとのコミュニケーションをとっていません」

「やっぱりそうか」

「ええ。まず朝礼と終礼がありません。始業時間になったらそれぞれ働き始め、終業時間になれば片づけが終わった人から着替えて三々五々帰っている状態です。全体のミーティングもありません。以前は終業後の時間を使って定期的に開いていたようですが、残業代を支払うわけではなく、スタッフの負担になることに気兼ねしていらっしゃるようです」

「なるほど。よくあるパターンだ。付け加えるなら、スタッフからの意見もそれほど活発に出ないし、自分ばかりがしゃべって会議が全然盛り上がらなかった、と」

「浅村院長も、ほぼそのままのことをおっしゃっていました」

そう答えた桜子に向かって、櫻木は軽くウインクした。正直、そんなことをするのはやめてほしい、と思う桜子だった。胸が高鳴って、平然と報告することができなくなってしまうではないか。

桜子は軽く咳払いをしてから続けた。

「もちろん、個別のミーティングも行われていませんから、スタッフのみなさんにとって、自分の思いを伝える機会は皆無と言っていいでしょう」

「改善案については、君が考えていることで十分だと思う」

「え？　私の頭のなかにある案が、なぜおわかりになるのですか？」

櫻木は微笑むだけでそれには答えず、逆に質問を投げかけてくる。

「〝ＣＵＢＩＣ〟の活用については考えている？」

「いいえ。でも、あれは採用時に使うものでは？」

「ほぼ同じシステムで、現有社員の特性分析もできるんだ。調べてごらん」

「はい。わかりました」

櫻木はにっこり頷くと、机の上の書類に視線を落とした。報告はここまで、ということだ。桜子は礼をして、自分のデスクに戻った。


【〝ＣＵＢＩＣ〟とは？】


税理士を目指している桜子にとって、ＣＵＢＩＣはこれまであまり身近ではなかったし、クライアントに提案したこともなかった。ここは勉強するよいチャンスかもしれない。そう思って資料に目を通した。

ＣＵＢＩＣは簡単な質問に答えてもらうことで、採用の候補者やすでに雇用している職員個人の資質や特性を、「性格」「意欲」「社会性」「価値観」などの側面から評価する仕組みである。

たとえば職場の現状について、「職場のコミュニケーションは円滑で問題は少ない」「自分は何をしたいのか、どうすべきなのかを常に意識している」といった文章に対して「一・いいえ」「二・少しちがう」「三・少しそうだ」「四・そうだ」の四段階で評価してもらい、当てはまる数字をマルで囲んでもらう。得たい情報によって設問の数は変わるが、平均的には一二三問ほどで「どういう性格か」「どういう興味の領域をもっているのか」「基礎的な職場での社会性」「どういうことに意欲を発揮するか」といったことがわかる。

桜子は資料を読み進めていくうちに、これはかなりよくできたシステムだとの思いを強めていった。いったん途切れてしまったコミュニケーションを復活させるためには、何かしらツールがあったほうがよい。櫻木の守備範囲の広さと、スローイングの正確さには、いつも新鮮な驚きを感じる。

ＣＵＢＩＣの活用を含めた改善案を企画書にまとめあげたとき、時計の短針はちょうど十二を指していた。桜子はダメ元で、「急なお話ですが、明日のご都合はいかがですか？」と浅村院長にメールを送ってみたら、すぐに返事が戻ってきた。

「以前、全体ミーティングをしていたときの議事録を読み返していたら、ついこんな時間になっていました。明日、診療時間が終わった後なら時間がとれます。ぜひお願いします」

浅村院長も悩んでいるのだ。桜子は「ありがとうございます。では、明日。対策は十分に考えましたので、今夜はゆっくりお休みください」と返信し、オフィスを後にした。

【全体ミーティングと個別ミーティング】

想像していたよりも浅村院長はずっと元気そうだった。おそらく今回の騒動が、「襲ってくる悩み」から「解決すべき問題」に変わったからだろう。目標に向かう人はエネルギッシュになるものだ。

桜子はまずミーティングについて説明した。

「ミーティングは診療時間内に開くようにしましょう。『稼げる時間を削ってまで』と考えがちですが、だからこそ先生もスタッフのみなさんも、その時間を有効に使おうという意識が高まり、よい結果が得られます。月に一回一時間で始めてみてはどうですか？」

「どんなことを話せばいいんでしょうか？」

「そうですね。基本的には、みなさんから業務の改善点やいま抱えている不安や不満について意見してもらい、院長は聞き役に回るとよいと思います。ただ、やはりみんなの前だと言いにくいこともありますし、あるいは同僚についての不満であれば全体ミーティングで話すわけにはいかないので、個別ミーティングも実施しましょう」

「時間が取れますかね？」

「たとえば、ランチを一人ずつ一緒にとるようにすれば、一週間で全員と話すことができます。これだと負担にならないのでは？」

「ええ、それならできそうです」

次に桜子は、ＣＵＢＩＣについて説明していった。浅村院長は何度も頷きながら、興味深そうに聞いていた。

「もちろん、ＣＵＢＩＣでなくても、たとえばコーチングならば、人を四つのタイプに分けて考えますし、人間の性格を九つに分けたエニアグラムという性格論でもよいと思います。個人の特性を分析する方法はたくさんありますから、何かしら実施してみることをお勧めします」

「どういうメリットが？」

「まず、相手が自分と同じように考えているわけではない、という事実を認識できることです。そのうえで、『こういうタイプのこの人にはどういう話し方をすれば伝わるだろうか』と考えることが重要なのだと思います」

「なるほど。私はつい、『なんでわからないんだろう』『なぜできないんだろう』と考えて、そこで思考が停止してしまいます。よし、そのＣＵＢＩＣを試してみましょう」

「わかりました。かなりおもしろい結果が出ると思いますよ」

浅村院長は顎をなでながら、「それは楽しみだ」と微笑んだ。

【他人を知り、自分を知る】

三週間ほどして、桜子が定期的な面談のために浅村デンタルクリニックを訪れると、浅村院長は財務の資料はそっちのけで、ミーティングの再開とCUBICについて、熱く語り始めた。

「海音寺さん、確かにCUBICはおもしろい。よいものを勧めてくださいました」

「どんな効果が出ましたか？」

「まず、全体ミーティングを開いたんですが、予想どおりなかなか意見が出ませんでした。そこでCUBICの結果をみんなに配って自分の診断結果を読んでもらい、『他の人にも見せてもよいという人はいますか？』と問うと、全員が手を挙げてくれました」

「ああ、それはよかったですね」

「そうすると、『へぇ、木崎さんは思索型だったんだ。私、活動型だと思ってた』『私、本当は内向的なのよ。そういう自分を変えたいなって思って、できるだけ積極的にふるまっているのよ』といった会話が自然に出始めたんです。『先生のも見せてください』なんてことにもなって……」

「みなさん、先生の結果にはなんとおっしゃっていましたか？」

「『ああ、当たってる』『わかる、わかる』と、すごく盛り上がりました」

浅村院長はそう言って嬉しそうに笑った。

「私自身、スタッフの性格をずいぶん読み違えていたことがわかりました。これは人によって話し方、伝え方をかなり変えなきゃならないと、初めて本気で思いました」

一回目の全体ミーティングはＣＵＢＩＣの話題に終始したが、その後の個人ミーティングは激しかったと言う。

「ＣＵＢＩＣがアイスブレイクのような役割を果たしたのでしょう。全員がストレートに話してくれて、いやもう、ほとんど私への突き上げです。こんなに不満が溜まっていたのかと、正直、かなり驚きました。でも、それはすべて私の責任ですし、さっそく改善できることもたくさんありました。次の全体ミーティングがちょっと怖い気もしますが、このクリニックは必ずよくなっていくと、いまは信じることができます」

桜子が暇乞いをすると、浅村院長は両手で桜子の右手を握り、「今回は本当にありがとうございました」と頭を下げてくれた。桜子は恐縮しながらも、これが問題を解決するということなのだ、と実感していた。上司の端正な顔を思い浮かべながら……。


（第四話・完）

第四話　歯科衛生士のメンタルが危ない —— スタッフの心を守るのも院長の仕事

第五話　完全予約制と法令遵守は理想なのか――覚悟を決めれば医院は必ず変わる

【歯科医院の常識は、非常識？】

「丈先生は焼鳥屋になんてほとんど来ないでしょ」

アップル歯科医院の平川進一郎院長は、櫻木丈をおちょくるようにそう言った。

「いや……。ええ、まあそうですね。年に一、二度でしょうか」

櫻木は正直に答えた。

「やっぱりね。でも、焼鳥はある意味で、博多の名物なんですよ。とくにそのカワ、早く食べてみてください」

平川院長にそう言われて初めて、自分が手にしている串がトリカワであることに気づいた櫻木であった。というのも、串にびっしりと巻き付いているそれは、見事に焼き上げられて飴色に輝いており、これまで彼が見てきたトリカワとはまったく別物であったからだ。

櫻木は串から引き剥がすようにして、トリカワを口に含んでみた。まるで油で揚げたようなカリカリの表面を奥歯で噛むと、中から脂がジュワッと溢れてきて、口中が旨味に支配された。その瞬間、「これはまぎれもなくトリカワなのだ。これこそがトリカワ本来の味なのだ」とわかった。

「どう？　たまらんでしょ」

嬉しそうに問いかける平川院長に、言葉の出ない櫻木は何度も頷いた。

「ほら、ビール飲んで。最高に合うから。このカワはねぇ、この状態になるまで六日間もかかっているんですよ。串にカワを打って、焼いてはタレに漬け、また焼いてはタレに漬けを繰り返すわけ。大将に聞いたら、工程を一つでも省いたらこの味にはならないって。で、これだけ手間暇をかけて、一本一〇〇円だもんね。そりゃ、東京から来た人は驚きますよ」

「ですよね。ずっと福岡で育った私が驚いているくらいですから」

関心しきりの櫻木の様子に、平川院長の表情は誇らしげであった。「これなら何本でもいけます」と、さらに五本注文した櫻木は、前に平川院長と酒を酌み交わした日のことを思い出していた。

「平川院長、一緒に鰻を食べに行ったのは、昨年の……」

「春だったね」

「ということは、あれから一年が経つんですね。早いものです」

「あのときは、丈先生にコテンパンにやられたよね。『平川院長は、予約していた飲食店で時間どおりに部屋に通されなかったら怒るのに、なんでちゃんと予約を取っている患者を待たせても平気なのか』って責められてね」

「責めたわけでは……」

「わかってる。わかってます。いやぁ、返す言葉がなかった。いま思えば、それが歯科独特の慣習だってことに気づいた瞬間だったんだよね。感謝してますよ」

櫻木の指摘をきっかけに、アップル歯科医院の大改革は始まった。櫻木は同医院の担当である櫻木税務・労務事務所のホープ、久松秀一郎から毎月の報告を受けているが、業績は安定し、離職者の話も聞いていなかった。

「久松から聞くところでは、改革は成功しているようですね」

「ああ、おおむね成功と言っていいと思う。ただ……」

「ただ、どうかしました？」

櫻木の問いに、平川院長はコップに入ったビールをぐいと飲み干した。

【完全予約制の徹底は可能なのか】

昨年、アップル歯科医院が断行した改革の軸は、医院が診療時間を徹底して守るということであった。完全予約制にして、アポイントを三十分と決めたらその時間で治療を終わらせ、続きは次回とする。平川院長は治療に集中すると時間を忘れる傾向があるので、治療の終了まで残り五分となったところで、歯科助手から「院長先生、五分です」と声をかける工夫を採り入れた。

また、三台あるチェアーはそれぞれ院長と二人の歯科衛生士の専用とし、これまでいわゆる〝平川院長の馴染み〟であった患者も、可能なかぎり二人の歯科衛生士に振り分け、平川院長は自身にしかできない治療に専念できるようにした。歯科衛生士の診療については平川院長が最後に必ずチェックし、患者に一言声をかけることをルール化した。

「完全予約制は実現できていますか？」

櫻木の問いに、平川院長は渋い顔をした。

「完全と言われると……。たとえば、『痛い、痛い』と頬を腫らして泣きついてくる患者がいたら、これは無視できない」

「そうですが、原理原則に忠実に、『何時からなら対応できますが、それまでお待ちいただくことはできますか？』とお尋ねするべきかと……」

「まあ、確かにそれが正論なんだけど、つい……」

これは平川院長の医療人としての真っ当さであり、人間としての優しさから来ているので致し方ない部分もある、と櫻木は心の中で、そう思っていた。ただ立場上、あっさりと許すわけにはいかないのが辛いところであった。

「他にできない理由はありますか？」

「患者の遅刻だね」

「どれくらい待ちますか？」

「場合にもよるけど……。でも、遅刻してきたからって、その人を帰すわけにもいかないし……」

「しかし、三十分の治療で十五分遅れてきたとしたら……」

「まあ、そうなんだ。だから、どうしても次の人の診療時間にずれ込んでしまうことがある」

「それは問題ですね」

医院にとって患者は、数多ある歯科医院のなかから選んで来てくださる大切なお客様でもある。そして、相手が少々遅刻したからといって、簡単には追い返せないのが人情というものだ。

ただ、たとえばエステサロンの予約時間に大幅に遅れて行ったとして、店員から「次の予約が入っておりますので、本日の施術はできかねます」と説明を受けたら、ほとんどのお客は納得するはずである。非はお客のほうにあるのだから。

この常識が、不思議と歯科医院では通らない。いや、なにも不思議ではないのだろう。これまで歯科医院も患者も、「時間を守れない、守られない」という前提に立ってやりくりされてきたし、それがすっかり定着しているのだ。

平川院長の話を聞いてみるに、アップル歯科医院の予約・診療制度改革はまだ道半ばと言っていいだろう、と櫻木は判断した。

郵便はがき

料金受取人払郵便

本郷局
承認
7741

差出有効期間
平成28年6月
30日まで

切手不要

1 1 3 - 8 7 9 0

(受取人)
東京都文京区本郷3-2-15
新興ビル 6F
㈱デンタルダイヤモンド社
愛読者係 行

お名前《フリガナ》	年齢　　歳
ご住所	〒　　－ ☎　　－　　－
ご職業	1．歯科医師(開業・勤務)医院名(　　　) 2．研究者　研究機関名(　　　) 3．学生　在校名(　　　)　4．歯科技工士 5．歯科衛生士　6．歯科企業(　　　)

取得した個人情報は、弊社出版物の企画の参考と出版情報のご案内のみに利用させていただきます。

愛読者カード

〔書　名〕 歯科医院経営 労務の起死回生

●本書の発行を何でお知りになりましたか

1．広告(新聞・雑誌)　紙（誌）名（　　　　　　　　）　2．DM
3．歯科商店の紹介　4．小社目録・パンフレット
5．小社ホームページ　6．その他（　　　　　　　　）

●ご購入先

1．歯科商店　2．書店・大学売店
3．その他（　　　　　　　　）

●ご購読の定期雑誌

1．デンタルダイヤモンド　2．歯界展望　3．日本歯科評論
4．ザ・クインテッセンス　5．その他(　　　　　　　　)

●本書へのご意見、ご感想をお聞かせください

●今後、どのような内容の出版を希望しますか
（執筆してほしい著者名も記してください）

新刊情報のメールマガジン配信を希望の方は下記「□」にチェックの上、メールアドレスをご記入ください。

□希望する　□希望しない

E-mail :

編		業	

【法令遵守のカギ】

二人は飲み物をビールから芋焼酎のお湯割りに変えた。麦や米よりも香りの強い芋焼酎が、二人の共通した嗜好であった。しかも、芋好きが最も好む飲み方がお湯割りで、これはさらに香りを強める効果がある。

二人が並ぶカウンター席の間に、無造作に置かれた四号瓶と熱湯が入ったポットを自分のほうに引き寄せた櫻木は、二杯のお湯割りをつくり始めた。平川院長の「悪いね」という言葉に、櫻木は無言で微笑み、軽く首を振った。

「ところで平川院長、『法令を遵守する』というほうはいかがですか?」

平川院長はお湯割りを一口含み、熱い液体が胃までゆっくりと落ちていくのを楽しむように味わってから口を開いた。

「それなんだけど、丈先生、完全に遵守するというのは難しいよ、現実的には」

「そうかもしれません。では、達成率でいうと何%くらいですか?」

「うーん、率で考えたことはないけど、七〇%くらいだろうか」

以前、アップル歯科医院では歯科衛生士にむし歯の治療や入れ歯の調整を担わせていた。また、歯科助手が歯石の除去などの施術をすることもあった。これらは、明らかに違法行為である。

ただ、他の歯科医院でも、こうした行為が少なからずあると聞かないでもない。目の前に苦しんでいる患者がいれば、一刻も早く対応してあげたいと思うのは自然なことであるし、現に待っている患者がいるのに、法律で決まっているからと、歯科助手がぽかんとして手をこまねいているというのはナンセンスだ、という考えも、櫻木には理解できた。

しかし一方で、法律を守るために、どれだけの工夫や努力がなされてきたのだろうか、と疑問に思うことも少なくない。「前からそうだったから」は理由にならないし、そう考えている以上、成長や発展はない。それは櫻木の持論でもあった。

櫻木はこういうときこそ、自分の意見を貫くときだと確信した。

「平川院長、確かに難しいことだと私も考えています。でも、決してできないことじゃない。それを証明してくれる人に会いに行きませんか？」

「証明してくれる人？」

「ええ、確かアップル歯科医院は土日が休みでしたね。では、来週の金曜日はいかがですか？　診療を早めに切り上げていただいて……」

「丈先生はいつも話が早いから、ついていくのが大変だよ。ちょっと待って。あ、うん、来週だったら何とかなりそうだな」

「じゃあ、一泊二日で岸和田への旅です」

「ああ、あのだんじり祭で有名な大阪の？」

「そうです。きっとこのトリカワに匹敵する美味しいものにも出合えますよ」

櫻木はトリカワの串二本を交錯させてピースサインのように持ち、その間から平川院長へ満面の笑みを投げかけるのであった。

【大阪・岸和田の医院視察】

「いや、こんなに近いとはね。驚きだ」

アップル歯科医院の平川院長は、飛行機を利用した大阪・岸和田への移動のスムーズさに思わず嘆息した。

金曜日の診療を午前中で切り上げて、福岡ヤフオク！ドームがあるシーサイドももちの診療所を出てから福岡空港に向かい、飛行機に搭乗したのが午後二時半ごろ。フライトはほぼ一時間で、関西国際空港から南海線に乗って岸和田駅まで約三十分。腕時計を見ると午後四時十五分を回ったところであった。

「そうでしょ。きっとそうおっしゃると思っていました」

櫻木がにやりと笑った。前に会ったときは平川院長に絶品のトリカワの焼鳥を、さも自分が作ったかのように自慢された櫻木である。その意趣返しも込められた笑みだったのかもしれない。

「この利便性のよさを中井さんは十全に利用していて、福岡にも驚くほどの頻度でいらっしゃっています。あ、中井先生と呼ばないのは、ご本人があまり好まないからです。普通に中井さんのほうが気楽でいいとおっしゃるので」

平川院長は櫻木の言葉の後段に注目したようであった。

「確かに。最初は先生と呼ばれるのにこそばゆいような感覚があったんだけど、だんだん慣れていくものなんだよね。どこかに威張ったり、傲慢になったりしている自分がいるかもしれない……」

「いえ、そうおっしゃる時点で、平川院長は謙虚ですよ。本当に傲慢な人は『相談がある』と呼び出しておいて『税理士風情に何がわかる！』と怒り出すんですから」

「ま、その気持ちもわからなくもないけど」

「院長！」

二人は顔を見合わせて笑った。

目指す『ナカイデンタルオフィス』は、岸和田駅を出てすぐの場所にある。「ほら、あそこです」と櫻木が指差した先には、黒を基調とした3階建ての建物があった。

「言われなければ美容室だと思ったかもしれない」

平川院長の言葉に、櫻木は黙って頷いた。

【治療を楽しむ？】

ドアを開けると正面に受付があり、左手が待合室となっていた。靴を脱ぐ必要はない。

ここも黒を基調として大人っぽい雰囲気でまとめられていた。ゆったりとした黒革のソファ。壁には植物をモチーフとした絵が飾ってあるだけで、医院にありがちなポスターの類いは一切貼られていない。奥には子どもが遊べるように、絵本や玩具が置いてある小さなスペースが用意されていた。

「こんにちは」

受付の女性が明るい笑顔で迎えてくれた。物腰がやわらかい女性が使う関西弁のイントネーションは、妙に胸をくすぐるものだと、櫻木はここを訪れるたびにそう思う。

「中井さんにお願いして、今日は平川さんの診療をお願いしていたんですが」

櫻木がそう言うと、「聞いております。では、さっそくこちらにどうぞ」と平川院長は別室に招かれた。その背中に櫻木が声をかけた。

「平川院長、私とはここでいったんお別れです。治療が終わったら、またここで合流しましょう。それでは楽しんできてください」

「楽しんで？」

「ええ、数時間後には私の言葉の意味がわかると思います。じゃあ」

櫻木は右手をさっと挙げて、夕暮れの街に出て行った。その後ろ姿がなんとも決まっていた。まるで映画のワンシーンだと平川院長は心でつぶやいた。

「この部屋でお待ちください。すぐにコーディネーターが参りますので」

このカウンセリングルームの内装も落ち着いていた。平川院長はやわらかな間接照明の光を確かめながら、患者のメンタルに気を遣う医院の姿勢を感じ取っていた。三分ほどして、二十代前半とおぼしき女性スタッフが入ってきた。

「こんにちは。山下と申します。今日はよろしくお願いします」

胸につけている名札を少し突き出すようにして、笑顔で語りかけてくれた。平川院長は自分の表情も思わずやわらかくなっているのに気づいた。

「平川さんは歯科医師でいらっしゃるから、ご自身の歯のことは十分にご存知だと思いますが、今日は私たちがどのようなシステムで治療などをしているかをご体験いただくということで、このカウンセリングの時間も設けました。よろしいでしょうか?」

平川院長は慌てて頷いた。

「もちろんです。お願いしたのは私のほうですから。それで、ここではどんなことをお尋ねになるんですか?」

「そうですね。初めはやはり現在の症状です」

「多くの医院では初診の場合、アンケートを書いてもらいますよね?」

「ええ。ただ書いていただくのと、こうして対面してうかがうのとでは、全然違うんです。何倍もの情報を得ることができるんですよ。ですから、待合室で書いていただくのは、あえてお名前と連絡先だけにしているんです」

「なるほど」

感心する平川院長に合わせるように、山下は一緒に笑顔で頷き、説明を続けた。

「症状についてはできるだけ詳しくお尋ねします。通常、初診では検査だけで治療はしないのですが、痛みがひどい場合は応急処置が必要かもしれませんし、その判断のためにもきっちりお話をうかがいます。その後は『治療に対して、何か不安に思っていることはありませんか？』と尋ねます。このとき、『以前かかっていた歯医者さんでいやな思いをされたことがあったら教えてください』と質問します」

「ほう、それはおもしろい」

「あ、やっぱり注目されましたか。最初のカウンセリングで最も重要な質問の一つがこれです。ほとんどの方が、いくつかの歯科医院を利用した経験をおもちです。では、なぜそこに続けて通っていないのか。引っ越しや転勤などの物理的な原因を除けば、やはり何らかの不満があったから、私たちを新規に選んでくださったわけですよね？」

「で、その理由がわかれば、その患者さんに『してはいけないこと』がわかる、と」

「そうです。あ、ちなみに私たちは極力『患者』という言葉を使わないようにしています。というのも、必ずしも治療が目的ではない方もいらっしゃるからです」

「確かに、予防や美容を目的にしている人は患者ではないな……」

「ええ。ですから『来院者』と呼ぶことにしているんです」

平川院長は福岡に帰ったらまず、この呼び名の変更をすぐに実施しようと心に決めた。

【カウンセリングと「つかみ」】

コーディネーターの山下は、A４サイズの紙をバインダーに挟んでいた。普段はここに質問への回答がびっしりと書き込まれるのだろう、と平川院長は想像した。

「それで患者……いや来院者の方々が、いやだったことって何ですか？」

「平川さんは、どうぞ患者とおっしゃってください。私たちの内部のルールですから」

口に手を当てて笑う、その仕草も好ましい。

「ええ、えっとそうですね。答えは実にさまざまです。単純に『痛かった』とか『先生と気が合わなかった』とか『すごく待たされるので仕事の合間に通えなかった』とかですかね。それらすべてが、私たちがクリアすべき課題です」

「まさにそのとおりですね」

「それから、口の悩みについてもうかがいます。症状以外にも何か不具合がないか、着色や口臭などが気になっていないか、などです。これをもとに、いまから行う検査の結果と合わせて、治療に必要なおおよその日数や治療代、方針を決めていくとお伝えします」

山下は「こんな感じでよろしいでしょうか？」と、少しだけ上目遣いに問いかけてきた。平川院長は、「ええ、もちろん。慣れないことをさせてすみません」と軽く頭を下げた。

「このカウンセリングにはどれくらいの時間をかけるんですか？」

「だいたい三十分はかかります」

「それだけ力を入れているんですね」

「はい。私たちが一番大切にしている部分かもしれません。では、二階にご案内します」

カウンセリングルームを出たところにある階段を、平川院長は山下と二人で上がっていった。案内された治療室は、窓が大きくとってあることと、吹き抜けの空間づくりによって開放感を演出していた。内装は白を基調としているが、床が黒というのは珍しい。ライトイエローのチェアーがスタイリッシュで、外観からは美容室と見まごうと思った自分の感性は的確だったと、平川院長はあらためて考えた。

チェアーの横には、にこやかに微笑む男性が立っていた。三十代後半だろうか。がっしりとした体躯だが、その表情に少年の面影を残していた。

「平川さんですね。お待ちしていました。釈迦に説法を地でいくことになりそうな気もしますが、ここは大阪ですし、失礼があったとしたらギャグだと思って許してください」

「とんでもない」

思わず笑みがこぼれた。なるほど、これが中井さんの「つかみ」なのだな、と平川院長は思った。だとすれば、ここは一つ、完全に相手のペースに乗ってみよう。そう腹を決めた平川院長であった。

【すべては工夫・考え方次第】

「では、まずX線写真を撮らせてもらいます。どうぞあちらへ」

ナカイデンタルオフィスの中井大介院長は、自らX線室へと平川院長を促した。

「あれ？　いつも中井さんが撮影されているのですか？」

「はい。準備まではスタッフが担当しますが、シャッターは僕が押すようにしています。法でそう定まっていますからね。もちろん、その法律が現実に照らして適切かどうかは別の話ですが、決まっている以上は守らんとあかん、というのが僕の方針です」

「じゃあ、歯科助手が歯石除去などを行うことは……」

「それは絶対にありません。多くの先生方が、『法律を守っていたら経営が成り立たない』とおっしゃいますけど、そんなことはないと思うし、現にこのクリニックの経営状態は良好ですよ」

中井院長はニコリと笑った。

X線写真を撮り終えて、二人はチェアーに戻った。

「やっぱり相手が歯科医師だとやりにくいですね。でも、いつもどおりにやりますので、『知ってるわ！』言うて怒らんといてくださいね。じゃあ、まず歯周病のメカニズムについて、簡単にお話しします。みなさん『歯周病』という言葉はご存知ですが、それがどのようにして起こり、どんな問題があるのか、進行を止めるためにはどうすればよいのか、については、驚くほど無知だというのが現実です」

中井院長はチェアーに付属する小さなモニター画面に映し出されるアニメーションを利用し、スピーディかつ的確に歯周病について解説していった。

「多くの来院者の方がこの時点で、初めて歯周病を怖いと感じるようです。四十代以上の約八割が罹っていると言われているのに、みなさん、なぜか自分には無関係だ、あるいはずっと先のことだと思っていらっしゃるんですよ」

「その責任はちゃんと啓蒙していない私たち歯科医師にあるんですね」

「そう思います。ただ逆に言えば、予防に関してはまだまだ未開拓のフロンティアが広がっているということです。歯科医院はコンビニより多くなって飽和状態で、競争が激しくなって潰れるところが増えているというのは、確かに現実です。でも、それは昔ながらのやり方に固執しているからであって、予防という新しいマーケットを掘り起こせば、歯科業界にも明るい未来がある、と僕は考えています」

飄々とした話し振りだが、中井院長の論理には長く考え続け、実践してきたからこその自信が感じられた。

「さ、ではお口の中を見ていきます」

中井院長は平川院長の歯を素早く検査していった。

「さすがにきちんとお手入れしてはりますね。むし歯はありませんし、歯周ポケットも浅い。実際の来院者さんは、やはり何かしら問題を抱えていらっしゃるので、僕はその状況を検査の間じゅう、解説していきます。それから口内鏡を来院者さんに持ってもらい、口の中の状況を何度も実際に確認してもらうのも、特徴といえば特徴でしょうね」

なるほど、中井院長のやわらかな大阪弁で説明を受けると、なんだか漫談を聴いているようで楽しい気分になる、と平川院長は思った。

「平川さんには解説の必要がありませんでしたので短かったんですが、普通は歯周病の説明と口腔内の検査、その結果をX線写真を見ながらお話しするなどで、三十分ほどの時間を要します。それで第一回の診察は終了です」

「カウンセリングを含めて一時間ほど、ということになりますね」

「ええ。今回は続けて二回目と三回目を行いますので、あちらの部屋に移動してください。口腔内の写真を撮ります」

【検査がエンタテインメント】

別室には、二十代半ばの健康的な美人スタッフが待っていた。

「本日、平川さんを担当します歯科衛生士、佐伯純子といいます。よろしくお願いします。じゃあ、さっそくですが、口腔内の写真を撮影いたしますので、こちらにおかけください」

平川院長がチェアーに座ると、歯科助手が一眼レフのデジタルカメラを持って部屋に入ってきた。このために作ったのだろう、プラスティック製の器具を使って、歯科衛生士の指示どおり口を押し広げると、レンズが顕わになった箇所を狙う。何回シャッターが押されただろうか。

「お疲れさまでした。これで撮影は終わりです」

九枚の画像がすぐにコンピュータに取り込まれ、モニターに映し出された。

「さすが、きれいな歯をされていますね。ステインもまったくといってよいほど付着していません。平川さんの歯を見させてもらって、あらためて磨き方が大切なんだな、と思いました」

「そんな……」

照れを隠すかのように、平川院長は言葉を継いだ。

「それにしても、多くの方は自分の歯をこうして画像として見ると、がっかりされるでしょう」

「そうですね。自分の歯であっても、普段、鏡などで見える部分は一部ですから。現実を直視すると、『こんなにむし歯が進んでいたのか』とか、『裏側が全然磨けていなかったんですね』とか、ショックを受ける方が多いですね。ただ、必ず改善しますので、『がんばって治療しましょうね』とお声がけしています。ちなみに、これらの画像はプリントアウトして来院者さんにお渡ししています」

ここまでが二回目のアポイント。三回目もやはりこの部屋で行われるので、平川院長はチェアーに座ったままであった。

「ここからは、あらためて丁寧に歯周ポケットの深さを測っていきます。平川さんは問題ないようですが、念のために調べさせてください」

この検査の間、歯科衛生士の佐伯は、「すべてご存知でしょうけど」とコロコロと笑った後、歯周病についてやさしく解説していった。先ほどの中井院長の説明が補足されていくような印象だ。ここまでしっかりと伝えれば、誰もが歯周病の怖さについて認識し、予防の重要性を理解するに違いないと感じた。

「はい、平川さん。すべて深さは三ミリ以内で問題はありません」

「それにしても、佐伯さんはよくしゃべりますね」

「あら、うるさかったですか。恥ずかしい」

すでにマスクを外していた佐伯は、口に手を当てた。

「いや、そういう意味じゃなくて、上手に説明するもんだな、と感心したんですよ」

「ありがとうございます。ここで働くまでは、どちらかと言えば口べただったんです。けれど、『予防することの大切さを、自然に知ってもらえるように』というのが中井院長の方針で、そのためにはまず来院者の方に知ってもらわなければならないことがたくさんあります。でも、『教えてやる』といった態度では聴いてもらえませんから、私なりに工夫した結果がこれなんです。大丈夫でしたか？」

「素晴らしい。検査もちょっとしたエンタテインメントになるんですね」

「そう言っていただけると嬉しいです」

【何でもない、ちょっとした気遣い】

佐伯に礼を言ってドアを開けると、そこにはすでに私服に着替えた中井院長が立っていた。チェアーのほうに目をやると、すでに電気の一部が消えていた。平川院長の視線を感じたのだろう。中井院長は「ああ」と頷いて、話し始めた。

「今日は平川さんが最後の来院者でしたので、検査中にみんなで片づけを始め、先ほど終わったところです。もっと正確にいえば、後は掃除機をかけるだけです。これもちょっとした気遣いです」

「気遣い？」

「はい。処置を受けているときって基本的に視覚を遮られるので、音にはすごく敏感になる。だから、診療時間の間は極力雑音を出さないように心がけています。ドアの開け閉めは静かに。鼻をかむときは来院者さんに聞こえないところで。ヒソヒソ話などもってのほか。来院者さんが疑心暗鬼になる可能性がありますから」

「じゃあ、私のために音のする掃除機は最後にしてくださったと」

「そういうわけです。では一階に行きましょう。丈先生もお待ちです」

平川院長は「櫻木のことを『丈先生』と呼ぶのは自分だけだろう」と思っていたので、中井院長もだと知って親近感が増した。

ロビーのソファーに足を組んで腰掛けているだけで、まるでファッション誌のグラビアのように見えるのが櫻木 丈という人物である。

「ああ、平川先生、終わりましたか。いかがでしたか?」

「丈先生が『楽しんで』とおっしゃった理由がはっきりわかりましたよ。中井さんもスタッフのみなさんも、エンタテイナーなんですね」

「うわぁ、それ、最高の褒め言葉ですわ」

屈託のない笑顔で喜ぶ中井院長に櫻木が尋ねた。

「中井さん、今夜はこれから……」

「もちろん、お任せください。近くの何でもないお店を用意しておきました。ほんまに何でもない店ですよ」

「と、中井さんがおっしゃるからには、何かあるんですね。楽しみです」

三人は夜の岸和田の街に繰り出した。

【究極のホスピタリティ】

春の爽やかな夜風が三人の頬を撫でた。平川院長と櫻木は、ナビゲーター役の中井院長に半歩遅れるようにして岸和田の駅前を歩いていた。

「すぐそこですから」

振り返ってそう声をかけた中井院長に、櫻木が問いかけた。

「中井さん、どんな店なんですか？　せめて、何を食べさせてくれる店なのかくらいは教えてくださいよ」

「うーん、そう言われると難しいな。居酒屋……、いや女将さんが一人で切り盛りしているから、小料理屋ですかね。ほんま、何でもないフツーの店ですよ。ほら、もう見えてきました。あの白字に墨文字の看板が見えるでしょ？　あそこです」

看板には、『お酒と一品料理　あかね』と書かれていた。確かにたたずまいは、ごく平凡な店だ。

中井院長は引き戸を開けるとともに、「こんばんは！」と明るい声を発した。

「あら、中井さん、いらっしゃい」

女将は四十代の中ごろだろうか。若いころはさぞかし多くの男たちを魅了したと思われる顔立ちだった。いや、いまでもしっかりと化粧を施し、ドレスアップすれば、高級クラブのママでも十分に通るだろう。薄化粧と地味な服装で、自らの美しさをわざと隠しているように櫻木には思えた。

「今日は博多からお客さんを二人お招きしたんで、うちのような店でええの？　何もありませんよ」

「あら、せっかく大阪までいらっしゃって、うちのような店でええの？　何もありませんよ」

中井院長は微笑みながら、「大丈夫」というように何度か頷いて、櫻木と平川院長に、カウンターに並んだ大皿料理から好きなものを選ぶように促した。二人は腰を浮かせて料理を眺めた。手羽先の甘辛煮、肉じゃが、イワシの梅干煮、レンコンのきんぴら……、家庭的な料理が並んでいた。二人はそれぞれ好みの品を注文した。

女将は小鉢に手早く料理を取り分け、二人に給仕した後、「さて、中井さんは……」と言って、顎の下に手を当てた。

「あれ、中井さんは注文しないんですか？」

平川院長が尋ねると、中井院長は困ったような、それでいて喜んでいるような顔をして、「というより、注文させてもらえないんです」と答えた。

「女将は独り身のぼくが不摂生をしていると決めつけているんです。野菜なんて食べてないだろうって。まっ、当たらずとも遠からず、なんですがね」

その言葉を聞いてか聞かずか、女将は「中井さん、最近、ちょっと太ったしね。お肉ばっかり食べてるんとちゃうの？　うちではお野菜とお魚だけにしとき」と言って、中井院長の前に青菜と薄揚げのおひたしを置いた。

「来るたびに叱られるんです。かなわんですよ」

中井院長の言葉を受けたのはカウンターの奥に座った常連客らしき初老の男で、彼が「この店は安心して飲める暴力居酒屋やからな」と言うと、そこにいた全員が笑った。中井院長はその笑いをいったんビールで流し込んでから、あらためて二人に向き直った。

「でもね、平川さん、ぼくはこれが究極のホスピタリティと思いますねん。いくら食べたいって言っても出してくれない。それは困る。困るけど嬉しい。だって、それは女将がぼくの体のことをほんまに思ってくれはるからです。うちもそんなクリニックになれたらなぁ、と」

「お客のためを思って、嫌なことを言う。時には叱る。それが究極のホスピタリティだと……」

平川院長は深く感じ入ったように頷き、櫻木はその横でほくほくの肉じゃがをつまみながら微笑んでいた。

【好循環が生まれるまで】

女将が、「今日はイサキのよいものが入っている」というので、皮の面を湯引きにした松皮造り風にして刺身にしてもらった。すべて彼女の提案である。この店では、すべて女将のペースで事が進んでいき、それがまた何とも心地よかった。彼女は決して出しゃばることはなく、しかしここぞというタイミングで機転の利いた言葉を発し、一人客の話には料理をしながら上手に相づちを打っていた。地味ではあるものの、これも一つの名人芸だと櫻木は思った。

「中井さん、現在のようなシステムができるまでの経緯を、平川先生にお話しいただけますか？」

櫻木が促すと、「ああ、そうですね。その話をしなきゃ」と言って、中井院長は箸を置いた。

「ぼくがモデルにしたのは、韓国のイエ歯科です。コーディネーターの仕組みは実際に韓国に行き、研修を受けて教えてもらったんです」

「ああ、そうなんですか。韓国の歯科は進んでいると言いますもんね」

平川院長の言葉に軽く頷くと、中井院長は韓国の歯科事情について説明し始めた。韓国ではごく一部の治療を除いて、保険がきかない。そのため、患者も歯に対する意識が高く、歯科医院の競争も激しい。

「日本ではまだ『痛くなったら歯医者に行く』という人が大多数ですが、韓国人は予防に熱心ですし、いざ歯科にかかるとなれば、高額な治療費が必要ですから、医院選びも真剣です。その競争のなかで、サービスが磨かれているんですね」

開業前、まだ大阪市内の歯科医院で院長代理として働いていた中井院長は、イエ歯科の情報を聞き、なんとか学びたいと韓国語を覚え、朴 仁出院長にハングルで手紙を書いた。ほどなくして返事が来て、見学を許されたのだという。「すごい情熱ですね」と感心する平川院長に、「いえいえ、そういう性分でして」と中井院長は恥ずかしそうに頭をかいてから説明を続けた。

「イエ歯科ではすごく刺激を受けたんですが、数時間見ただけではシステムの全貌までわかりません。ぼくは無謀にも、『無給でいいから、ここで働かせてくれ』と思わず言ってしまいました。すると朴院長は、『さすがにそれはできないけど、君に向けた研修プログラムをつくるから、あらためて来なさい』と言ってくれはったんです」

朴院長から直接の指導を受けた中井院長は、開業にあたってイエ歯科のシステムを最大限に取り入れた。ただし、イエ歯科は大規模経営を志向していたため、個人経営の歯科医院に合うようにカスタマイズしていった。「すんなり当てはまるものなんですか？」という平川院長の質問に、中井院長は笑いながら首を振る。

「開業からしばらくは試行錯誤で、スタッフからは突き上げを食らうわ、遅刻した来院者に時間を厳守するように指導すると、『ここは歯医者だろ！』と責められるわ、大変でした。でも、ぼくは自分のしていることに自信がありました。細部は毎日のように修正していきましたが、基本方針は決して変えませんでした」

「それがいまの好循環を生んだのですね。さあ、どうぞ」

櫻木が中井院長のグラスにビールを注ぎながら、話を補足した。

「診療時間を厳守する。来院者が遅刻した場合には、基本的に治療を断って帰ってもらう。これを続けているうちに、遅刻しない来院者だけが残る。好循環が生まれていったわけですね」

平川院長は二人の会話にしきりに頷いていた。

【見せつけられた結果】

やはり女将の勧めで、三人はビールから日本酒に切り替えることにした。岸和田の地酒、その名も『三輪福 だんじり』である。独特のコクがあり、これなら海のものとも山のものともよく合う。

「いや、これは本当にいい酒だ」

そう言って杯を見つめる櫻木に、女将が「あなた、ヨーロッパの人みたいな顔してはるけど、日本酒の味がわかるのね」と声をかけた。櫻木は「さあ?」とでも言うように小首をかしげてから、平川院長に向き直った。

「どうですか、平川先生。今日一日で、時間厳守と法令遵守が徹底できるという確信が得られましたか?」

「うーん、確信とまではいかないけれど、中井さんに『できる』という結果を見せつけられましたからね。もう簡単に否定はできない。ただ、うちの仕組みのままでは……」

平川院長の思案を引き取ったのは中井院長だった。

「そうですね。ぼくのところがうまく回っているのは、やはりコーディネーター制があるからです。これ抜きには実現しない仕組みですね。もし平川先生が導入を考えてもいい、ということでしたら、なんぼでもお手伝いしますよ。ぼく、しょっちゅう福岡に行ってますし、実はここ数年、山笠にも出てるんです」

「えっ！　山笠に？」

「はい。七月から行ったり来たりで忙しくなりますわ」

中井院長は「じゃ、女将、お会計を」と言ってから、杯に残った酒を見つめてつぶやいた。

「ええ店でしょ、ここ。何ということもないけど、ぼくにとってはかけがえのない、ええ店なんです。ぼくも来院者にとって、こんなクリニックでありたい、と思っています。普通、病院は『かかりつけ』と言うでしょ。ぼくが目指すのは『行きつけ』なんです。行きつけの歯医者。ええと思いません？　あ、しゃべりすぎましたね。ほな、もう一軒、ワインのうまい店に行きましょか。そこで肉食べましょ、肉」

女将が腰に手を当てて、中井院長を睨んだ。「おー、怖わ」と言いながら少年のように笑う中井院長を見て、平川院長は「この人を信じてみよう」と心に決めたのだった。

（第五話完）

［※本話はフィクションであり、登場する団体／人物などの名称はすべて架空のものです。ただし、実在するナカイデンタルクリニック・中井大介院長およびイエ歯科・朴 仁出院長は、本人の許可を得て本話に登場いただいています。］

第六話　合同労組との交渉にいかに立ち向かうか
——社会保険労務士を味方に心理戦に勝利せよ

【あっさり解決？】

九月に入っても福岡の日は長い。時計の針は夜の七時を回ろうとしていたが、まだ外は暮れなずんでいて、櫻木 丈は少しずつ青から藍へと色を深めていく空を所長室の大きな窓から眺めながら、じきに訪れるクライアントの情報を記憶の倉庫から呼び戻していた。

サキムラデンタルクリニックの咲村浩一院長は三年前、福岡の副都心とも言われる香椎《かしい》で開業した。担当している海音寺桜子からの報告では、順調に来院者数を伸ばし、この春にチェアーを増設。新しく歯科衛生士を雇用し、歯周病予防を中心とした予防に力を入れていく方針だと聞いている。

咲村院長は四十三歳。趣味がサーフィンということもあり、浅黒い肌に白い歯が爽やかだった。服装にも気を遣っていて、女性にはかなりもてるようだが、愛妻家で知られている。咲村院長は歯科医師仲間と中洲に繰り出しても、クラブから妻に帰宅時間を電話で告げてホステスの不評を買うのだと、同世代の歯科医師から聞いたことがあった。

そんな咲村院長だが、元歯科衛生士の妻は結婚を機に完全に引退させ、経営にはまったくかかわらせていなかった。スタッフからは、「全員に分け隔てなく接してくれる」と信望も厚く、いまだ創業スタッフは一人も辞めていなかった。

あえて〝創業スタッフは〟と表現するのは、今回の相談ごとに関係していた。実は、今年四月に新規雇用した歯科衛生士、牧田奈々子が、わずか三ヵ月で辞めてしまった。牧田は何事につけて以前の職場を引き合いに出し、咲村院長の方針に異を唱え続けたのだ。咲村院長は地道な説得を続けたのだが、他のスタッフから「そんなにいやなら出て行ってもらえばいい」との声が高まり、咲村院長から牧田に状況を伝え、「残念だが、私自身は牧田さんに辞めてもらうのが、一番の道だと思う」と告げたところ、あっさりと「わかりました」という答えが返ってきた。

海音寺の適切な対応によって、牧田は三ヵ月後の退職が決まった。また、完全な売り手市場であるにもかかわらず、すぐに就職を希望する歯科衛生士が見つかり、問題はすべて解決した、と思われていた。

ところが、である。

事態は一本の電話で急変したのだと、三時間ほど前に咲村院長自ら櫻木に電話を入れてきた。「相談にうかがいましょうか？」と問うと、「クリニックでは話したくない」とのことで、診療を終えてから櫻木の事務所に出向きたいと言う。そんな次第で、珍しくこんな時間に訪問者を待つ櫻木であった。

【合同労働組合からの電話】

櫻木税務／労務事務所の所長室のソファに座った咲村院長の顔色は優れなかった。「やあ、ご無沙汰しています」と握手を交わしたときは、印象的な白い歯を見せたが、その後は櫻木の膝の上に乗せた手の辺りを、力のない視線でぼんやりと見ていた。

「こんな咲村院長を見るのは、これが初めてです」

「こんな……とは？」

「いつも笑顔で、元気で、きれいなスタッフに囲まれていて、みんなに優しく、ていねいに接していて……」

「やめてください。そんなに褒められると恥ずかしいものですね。ああ、ええ、そうですね。自分でも珍しく、どうしたものかと迷っていまして……」

「解決できない問題はありません。どうぞ気軽にすべてをお話しください」

咲村院長の説明をまとめると、おおむねこのようになる。

昨日、「全労ユニオン評議会」という組織から電話がかかってきた。浦添と名乗る男は、「牧田氏の解雇は不当解雇である。その件について協議の時間をもちたい」と言ってきた。咲村院長は次の診療の時間が迫っていたこともあり、「一両日中にこちらから連絡する」と確約していったん電話を切った。

診療を終えてから、インターネットで「全労ユニオン評議会」を調べてみると、ウィキペディアに「日本の合同労働組合である」との解説があり、ほとんど知識をもっていなかった咲村院長は、その合同労働組合（合同労組）のリンクをクリックしてみた。そこには、「所属する職場や雇用形態に関係なく、産業別、業種別、職業別、地域別に組織する労働組合のこと」と書いてあったが、いま一つピンとこなかった。

そのページには、「全ての合同労働組合がこれに当てはまるとは限らない」と断ったうえで、次のような特徴が列記されていた。

一．どんな職業でも加入できる
二．一人でも加入できる
三．職場に組合がなくても加入できる
四．雇用形態に関係なく加入できる
五．中小企業の労働者の加入が多い

ここまで来て、咲村院長にもおぼろげながら事態が飲み込めてきた。どんな職業でも加入できるのだから、歯科業界もその例外ではない。牧田は一人で加入したのだろう。サキムラデンタルクリニックに組合はないが、これも関係がない。四と五についても、牧田の組合への加入を妨げるものではない。

つまり、牧田は一人で合同労組に加入し、組織を味方につけたうえで、自分を相手取って今回の解雇は不当だと訴えようとしているのだ。その後、ネット上に掲載されているさまざまな情報を読み込むごとに、咲村院長は〝交渉のプロ〟と対峙するのが恐ろしくなったのだと言う。もっと率直に言えば、「いくら取られるのか」と考えると心配で、昨夜はなかなか寝つけなかったそうだ。

【団体交渉と法的義務】

櫻木は咲村院長の話をただ黙って聞いていた。話終えた咲村院長は、櫻木をすがるように見ていた。所長室が一瞬、静寂に包まれた。櫻木が微笑みながら、口を開いた。

「天使が通りましたね」

「え?」

「フランスのことわざで、図らずも会話が止まって静かになったときに、こんな表現をすると聞いたことがあります」

「櫻木先生、冗談を言っている場合では……」

「いいえ、咲村院長。こういうときこそ軽口でも言い合いながら、リラックスして話し合いましょう」

櫻木は笑顔のままだったが、瞳はいたって真剣だった。咲村院長は体を硬くして「はい」と小さな声でつぶやき、「ほらほら、その生真面目さがだめなんですってば」と櫻木に言われて、ようやく笑顔を見せた。

櫻木は「基本的に、今回は合同労組が申し入れている団体交渉に臨んだほうがよいと思う」と方針を示したうえで、こう語った。

「まず、申し入れがあったからといって、必ずしも相手の言うがままに団体交渉に応じなければならないわけではありません。会ったこともない部外者である合同労組からの団体交渉の申し入れを、無条件で受け入れる法的義務はないんです」

「そうなんですか？」

咲村院長の表情に初めて希望の色が宿った。

「ええ、だから落ち着きましょう。慌てて相手のペースに引き込まれてしまうことほど、危険なことはありません。咲村院長、浦添なる人物は、期日について何か言ってきませんでしたか？」

「はい、来週の月曜日に、と」

「では、まず『対応できない』と伝えましょう。月曜日は診療があるわけですし、そんな忙しいときに無理に対応する必要はありません。また、こちらが冷静に対応していく準備があることを、相手に伝える効果もあります」

咲村院長はしきりに頷いた。

「ただ最初にお話ししたとおり、申し入れは受けたほうがよいでしょう。相手は勝てると思って交渉を仕掛けています。つまり、今回の解雇には『不当だ』と言い張れる問題がこちら側にある可能性が高い、ということでしょうからね。咲村院長はそのことにすでに気づいていらっしゃるのではないですか？」

咲村院長は一瞬、両目を見開き、すぐに自分の手元に視線を落とした。

「大丈夫。院内の事情については、これからじっくり話しましょう。そうだ、近くで食事でもしながらどうですか？　それとも奥様の手料理が……」

「いやいや、今日はいいんです。酒でも飲みながらのほうが話しやすいし、ぜひお願いします」

「気の利いたおでん屋があるんですよ。今夜は少し冷えますし」

「いいですね」

咲村院長に笑顔が戻った。心情の上下が激しいのは、精神的に追い込まれているゆえだろう、と櫻木は推測した。

「海音寺も一緒にいいですか？」

「ええ、もちろん」

「と言うのも、団体交渉には彼女を同席させようと思っています。非弁行為といって、弁護士でなければ相手と直接交渉するのは難しいのですが、事情を説明したり、補足したり、もちろん院長はいつでもアドバイスを請うことができます。いかがですか？　彼女が横にいれば、ずいぶん安心でしょう」

「ええ、助かります」

「では、続きは店で」

櫻木はすくと立ち上がり、海音寺に連絡をとりながら、咲村院長をドアへと促した。時刻は九時になろうとしていた。福岡は夜も長い。


【まずはリラックス】


控えめな看板に『おでん 八助』とある。櫻木が店の引き戸を開けるやいなや、「あら、丈先生、いらっしゃい。桜子ちゃんも」と明るい女将の声が響いた。

「咲村院長、奥に座敷もあるんですが、カウンターに座りませんか？　もれなく女将のダジャレがついてきます」

「ああ、いいですね。そう、こんなときこそリラックスが大切だと聞いたばかりですしね」と、すかさず女将が会話に割って入った。

「さっき、丈先生から『まだ、おでんはありますか?』ってお電話ありました」

「ほら、さっそく来たよ」

櫻木は苦笑いしながら、咲村浩一院長に着座を促し、桜子と咲村院長を挟むように座った。

「じゃ、女将、まずはビールを。それとおでんを適当に」

「その適当は『いい加減』のほうじゃなくて『的確』の意味ね。あいわかりました」

櫻木の「女将は普通の会話ができないんです」というつぶやきを聞いて、咲村院長は破顔し、同時に初めて来たのに、常連のような気分になっていることに気づいた。

いい薫りだ。咲村院長が座った席の真ん前に真鍮の大鍋があり、そこでタネがグツグツと煮えている。出汁は真っ黒で、いかにも味が濃そうである。

女将はカラのついたままの玉子を取り出し、焦げ茶色になったそのカラを手際よく剥いてから、包丁で四つに切り分ける。中心まで出汁がしみ込んでいるのが見た目にもわかる。

「ここまで来るのに三日もかかるんですよ。後はダイコンとコンニャクと春菊も食べてね」

女将はそう言いながら、菜箸でつまんだ春菊を鍋にくぐらせる。食材に合わせて煮込む時間を完璧に計算しているのだろう、と咲村院長は食べる前からすでにして美味しさを感じていた。

目の前に置かれた平皿を両手で持ち上げ、まずは一口、出汁をすすってみた。

「あれ? 全然塩っぱくない」

「でしょう。これ、醤油の黒じゃないんです。創業のころから毎日、継ぎ足し、継ぎ足し育ててきたんですって」

櫻木はまるで自分の仕事のように自慢げに説明し、女将はそれを嬉しそうに聞いていた。

「うまいな、この出汁は。あっさりしているのに深い。これだけで酒が飲めますね」

咲村院長が言うと、「そんなことされたら商売あがったり」と女将が舌を出した。その場がやさしく、温かい雰囲気に包まれた。

【記録の大切さ】

その機を見計らってか、櫻木が会話の口火を切った。

「咲村院長、お辞めになった歯科衛生士、確か牧田奈々子さんでしたね」

「ええ」

咲村院長は櫻木の記憶力に驚きながら頷いた。

「彼女を解雇した理由を説明してもらえますか？」

「理由……そうですね。やっぱり協調性がなかったことでしょうね。私自身、彼女からの突き上げにほとほと疲れていましたし、他のスタッフとの仲も険悪と言っていいレベルでした。平和な職場を引っ掻き回された、というのが私の正直な思いです。まあ、それもこれも雇用するときに彼女の本質を見抜けなかった私の責任ですが」

「もし、牧田さんに『隠そう』という意図があったとしたら、それを見破るのは至難の業です」

「えっ、もしかして、これはすべて仕組まれたものなんですか？」

「現時点ではわかりません。ただ、試用期間が終わり、本採用となった途端に問題を起こし、解雇されるように仕向けたうえで不当解雇だと訴えて解決金を引っ張り出す、という詐欺まがいのことを繰り返す人がいるのも事実です。今回の場合、本採用になったばかりですから……」

「私、騙されたんですか？」

「いや、断定するには早すぎます。ただ、相手が悪質である可能性は考慮しておきましょう。それで、牧田さんの言動を、院長から注意したことはありますか？」

「それは何度も」

「たとえば始末書のようなかたちで書面として残っているものは……」

「ありません」

「そうですか……」

櫻木の表情がわずかに硬くなるのを、桜子は見逃さなかった。

「すみません。私がしっかりとお伝えしておくべきでした」

うつむく桜子に、咲村院長は「とんでもない」と大きくかぶりを振った。

「海音寺さんのせいではありません。だって牧田のことについて相談したのは最後の最後、彼女が解雇を受け入れてくれた後です。それ以前のことを、海音寺さんは知るチャンスすらなかったんですから」

桜子の「でも」という言葉を櫻木は遮った。

「過去のことは仕方ありません。ただ教訓を得ることはできます。何か問題を起こしたから即解雇とはなりません。繰り返し、注意や指導をした結果、なんら改善が見られなかった場合、解雇の正当な理由となることがある、と考えてちょうどいい」

「なんだか法律は経営者が不利というか、不利益を被るようにできているように思えます」

咲村院長は怒っているというよりも、しょげているような口調でそう言った。

「確かに。労働基準法などの法律は労働者を守るために作られていますから、そう感じるのも無理はない、と思います。だからこそ、経営者は自分自身を守らなきゃいけない。そのひとつの方法が書面で記録を残していくことです」

「それが始末書や顚末書ということですね」

「そのとおりです。周囲への指導にもなりますし、一挙両得です。今後はしっかりと書面に残していきましょう」

咲村院長は「はい」と低い声で、まるで心に刻むように頷いた。

【スジを通す】

「それでは、これからの対策について考えましょう。海音寺くんは現状をどう認識している？」

桜子は箸を置き、居住まいを正した。いまだに櫻木から質問を受けると緊張してしまう。櫻木税務／労務事務所の入所試験時の面接の様子がフラッシュバックする。気を抜くと倒れるんじゃないか、というくらいにカチカチになったものだ。

いまだって心臓がドキドキする。ただ、これは緊張だけではないのかもしれない。櫻木の吸い込まれてしまいそうな深い瞳に……。そこまで思考して、「やだ、私、なに考えているの。質問に集中しなきゃ」と心の中でつぶやく桜子だった。

「えっと、はい。おそらく相手は解雇が不当であったと指摘して職場復帰を要求してくると思われます」

櫻木が頷いた。

「私も同意見ですが、咲村院長、どうですか？」

「いや、それは考えられません。もう、元の状態に戻るのは不可能です。彼女を復帰させると、いまのスタッフが辞めてしまう」

桜子が引き継いだ。

「相手も実際に復帰ができるとは思っていないし、望んでもいないでしょう。ズバリ、狙いは解決金です」

「解決金……」

眉をしかめる咲村院長の肩に、櫻木は軽く手を乗せた。

「心配しないでください。無傷でいられるわけではありませんが、落としどころを決めておき、そこに相手を導けばいいわけです。ただ、ここからは心理戦です。相手はきっと強者ですから、心してかかりましょう。怯えたら、そこがつけ込まれる隙になります。院長、気を強くもって」

「そうですね」

咲村院長は何度も首を縦に振った。

「さあ、これがうちのスジ。ちょっと珍しいでしょ」

女将がスープ仕立ての一品を咲村院長の前においた。牛スジがジャガイモやニンジン、タマネギと一緒に煮込んである。博多のおでんは串に刺したスジが定番だが、この料理はまるでポトフである。誰も尋ねていないのに、女将の解説が始まった。

「うちのおでんは江戸前で、牛肉や豚肉を大鍋に入れないの。でもほら、博多の人はスジが好きだから、手間ひまかけて別の味付けで煮てるというわけよ。コショウが合うわよ」

スジを噛みしめ、滋味深いスープをすすって満足げな咲村院長の隣で、櫻木が首を傾げた。

「女将、これ注文したっけ？」

「ううん。私が勝手に出したの。だってややこしい相手と戦うんでしょ。だったらスジを通さないと、スジを」

「女将！」

「立ち聞きしたわけじゃないのよ。偶然耳に入ってきたの。内緒話ならもう少し小さな声でお話しなさいよ。ねえ、センセ？」

曖昧に頷く咲村院長と、腕を組んで女将をにらむ櫻木。

「わかったわよ。スジは私からのサービス。センセ、必ず勝ってね。おでん食べたんだから、びくびくせずにデーンとしてね」

これには櫻木も思わず吹き出した。

「ま、でも女将の言うとおりです。どっしり構えていきましょう」

握手を交わす二人の男を、二人の女がまぶしそうに眺めた。

【決戦は金曜日】

翌日、咲村院長は緊張しながら合同労組「全労ユニオン評議会」の浦添に電話をかけた。交渉の日時を決めるためだ。

それにしても、最初に電話がかかってきたとき、とりあえず「こちらから連絡する」と言って電話を切ったのは正解だったと、咲村院長は振り返った。なぜなら、日時と場所の指定について、櫻木と相談することができたからだ。

櫻木のアドバイスはこうだ。合同労組から交渉の申し入れがあった場合、自分の会社や医院に入ってきてほしくないという理由から、先方の事務所に出向く経営者や院長もいる。気持ちはわからなくもないが、敵地に乗り込んでの戦いとなるわけで、心理学的にいえばアウェイよりもホームのほうが有利に話を進められる可能性が高まる。よって、場所は医院にすべきである。

また、時間についても、こちらの都合を優先してよい。診療時間中だと、物理的に診療にあたれなくなるうえに、スタッフや来院者への影響を考えると、精神的にもダメージがある。ならば終業後、スタッフが帰ってから、院長が落ち着いて話せる時間を指定すればよい。

浦添のダミ声を思い出すと気が滅入《めい》ったが、咲村院長は「よし」と自分に喝を入れてからダイヤルし、浦添を呼び出した。週末、金曜日の一九時からならば対応できると告げると、意外にもあっさりと了承された。

咲村院長は受話器を置かずに、そのまま櫻木税務／労務事務所の番号をダイヤルした。浦添のそれとは打って変わって、海音寺桜子の透き通った声を聞くと、それだけで救われたような気がした。

「ああ、海音寺さん。合同労組の件、金曜の一九時からで決まりました」

「何か言ってきませんでしたか？」

「いえ、不気味なくらい、すんなりいきました」

「大丈夫ですよ。相手が常識的な人である可能性が高くなったことを喜びましょう。櫻木に伝えておきます。当日は私がご一緒しますので、よろしくお願いします。すでに櫻木と協議して作戦を立てていますので、ご安心ください」

今夜は久しぶりにぐっすり眠れそうだと、咲村院長は心でつぶやいた。


【浦添登場】


そして金曜日。咲村院長と桜子はひっそりとしたロビーで、ありがたくない客を待っていた。おそらく、合同労組は二人で来るというのが櫻木の予想で、四人で話せる適当なスペースがロビーだけだったからだ。小さなテーブルを挟んで対面することになるが、致し方ない。

一九時を五分過ぎたころ、自動ドアが開いた。先に入ってきたのは男性で、白髪まじりの五十代前半。やせ型で茶の地味なスーツを着ていた。野暮ったい風貌だが、細い目の奥に鈍い光があり、歴戦の古《ふる》つわものであることを隠喩しているようだった。

後に続くのは女性で、やはり五十代の後半と思われた。おかっぱ頭の髪は不自然なほど多くて黒かった。目は決して小さくないのだが、腫れぼったいまぶたのせいで暗い印象を受けた。こちらも地味な紺のスーツを着込んでいた。

「浦添です。こちらは相良です」

咲村院長と桜子は立ち上がって名刺入れを取り出すと、浦添も胸の内ポケットに手を入れた。相良はうつむいたまま動かなかった。名刺交換する気はなさそうだ。どこまでも陰気な二人に対し、桜子は名刺を差し出しながらにこやかに挨拶をした。

「櫻木税務／労務事務所の海音寺桜子と申します」

「ほう、じゃあ、社労士さん」

「ああ、いいえ、私自身は資格をもっているわけではありませんが、サキムラデンタルクリニック様の税務と労務のご相談を全般的にお受けしています。本日は交渉に同席させていただきますので、よろしくお願いします」

「いずれにせよ、口出しすると非弁行為に……」

「その点は認識しています」

桜子は相手の語尾を食って、厳しい口調で答えた。浦添はふっと笑った。

非弁行為とは、弁護士でない者が法律事件について法律事務を取り扱うことである。このケースでは弁護士資格をもっていない桜子は、咲村院長の立場を代弁することはできない。交渉中、咲村院長の問いかけに答えるのは可能だが、浦添に直接話しかけられないわけである。

「まあ、いいでしょう。時間がもったいない。さっそく始めましょう」

浦添は勧められてもいないのに、ロビーのソファに腰を下ろした。隣に座った相良はバッグからそそくさと大学ノートを出して机に広げ、チェーンでぶら下げていた薄い銀縁の眼鏡をかけた。

「私たちがここに来た理由はわかりますよね?」

浦添は薄目と言っていいくらいに目を細めてそう言った。

「ええ、牧田さんが当院を辞めたことについてですね」

「辞めたことじゃなくて、解雇されたことね。では、牧田さんが解雇されるに至った経緯を教えてください」

想定どおりのスタートである。咲村院長は堂々と答えた。

「面接の段階では、牧田さんは私の方針に自分の考えがぴったりだ、と話していましたが、いざ就労すると事あるごとに異を唱えて院内を混乱させました。幾度となく説得したのですが、頑として譲りませんでした。他のスタッフからも、『なんとかしてほしい』と苦情が相次ぎました」

「一つずつ、具体的に話してください」

咲村院長は自分自身が経験したことに加えて、他のスタッフから聞き取った話も丹念に伝えた。

浦添は目をつぶって聞いている。咲村院長がひとしきり話した後、ゆっくりと目を開けた浦添が口を開いた。

「なるほど。それでは、牧田さんからとった始末書とか、顛末書などの書類を見せてください」

「ありません」

「ほう、そんなんで正当な解雇理由になりますかな」

相良は二人のやりとりを一言一句書き漏らすまいという勢いで、一心不乱にノートにメモを取っていく。うつむいた状態だと、前に垂れたおかっぱの髪が遮る形になって表情がまったく読み取れない。会話が途切れると、ほんの少し顔を上げて咲村院長のほうをチラリと見た。眼鏡の奥の三白眼が薄気味悪かった。

【第一ラウンド終了】


浦添はもはや勝利を確信したのか、右頰に嘲笑を浮かべながら演説を始めた。

「いいですか。即時解雇するには、正当な理由が必要なんですよ。働きぶりが悪いとしても、院長の意にそぐわなかったとしても、じゃあ辞めろとはいかない。法律で決まっているんです。本人に改心するチャンスをちゃんと与えていたのか。そうしていたのに、問題を起こし続けていたのか。この点を証明できなければ、残念ながらあなたのやったことは不当解雇ですな」

咲村院長が心配そうに横を向くと、桜子が小声でアドバイスをする。軽く頷いてから、あらためて浦添に向かう。

「それで、そちらの要求は？」

「職場に戻してください。本人の望みはそれだけです」

この提案が非現実的であることは、浦添自身、わかりすぎるほどにわかっている。スタッフと仲違いした人員が再び戻ってくるとなると、間違いなく診療の質が低下して売り上げ減に繋がる。その前に牧田が戻ることによって、他のスタッフが辞めてしまうかもしれない。咲村院長にとって復帰させるという選択肢はそもそもないのだ。

では、なぜ復帰を要求するかといえば、解決金の金額をつり上げるのが目的だ。「こんなに戻りたがっているのに、その要望を受け入れないのであれば、それ相応の金額が必要だ」と攻めてくる考えに違いない。

咲村院長は落ち着いていた。ここまでの展開が、櫻木が描いたシナリオとほぼ同じであったからだ。咲村院長は突然立ち上がった。これも桜子と事前に決めていたことだ。

「牧田さんの要望はわかりました。私自身、少し冷静になって考えてみますので、今日のところはこれでお引き取りください。次回についてはあらためてご連絡しますので」

不意の幕引きに、浦添は一瞬、戸惑うような表情を見せたが、すぐに元の嫌味な笑みを浮かべて「まあ、いいでしょう」と言って立ち上がり、「せいぜい、よくお考えになってください。よい返答を期待していますよ」と捨て台詞を残してクリニックを出て行った。相良はバタバタとノートをしまい、浦添に続いた。

自動ドアが閉まると、咲村院長は大きなため息をつきながらソファに腰掛けた。桜子は対面に回った。

「海音寺さん、あの二人、どう評価したらいいんですか？」

「そうですね。変な言い方ですが、よいほうだったと思います」

「あれで？」

「ええ、まるで脅すように攻めてくる人もいますから」

「話の流れとしては？」

「ほぼ想定どおりでした。ただ、櫻木も言っていたとおり、彼らが望んでいるのは牧田さんの復職ではなく、解決金です。具体的な金額を言ってくれると、こちらも判断できるのですが、そこは次回ですね。そのために、いまから作戦会議です」


桜子の笑顔につられて、咲村院長も思わず微笑んだ。その瞬間、浦添と対面していたときの自分の顔は、ずいぶんと硬かったことに気づいた。もう遅いとは思いながらも、「リラックス、リラックス」と自分に言い聞かせる咲村院長であった。

【〝気持ち〟へのケア】

合同労組の浦添らとの二度目の面談は、三週間後となった。海音寺桜子は自身の経験上、合同労組との話し合いは二～三週間に一回の割合で、二ヵ月ほどで終わるケースが多い。つまり、三～四回の面談ということになる。もちろん、すぐに折り合う場合もあれば、三ヵ月、四ヵ月と長引く場合もある。

こじれるのは、結局のところ解決金の金額だ。合同労組を動かして交渉をしようとする人のほとんどは、求める金額をもらえるかどうかをゴールに置いている。今回のケースも、表面上は職場復帰が目的と言っているが、本音は医院から少しでも多く金を引き出したいのだ。

では、医院側の立場から考えて、どのくらい払えばよいのか。ここが難しい。今回の流れでいけば、こちらから相手の要求、つまり「職場復帰の申し出は飲めない」と伝える。この時点で合同労組から、たとえば「それならば月給の六ヵ月分で」と要求があれば、いったん受け取って、妥当かどうかを判断する。

もし、不満ならば、減額の交渉に入ることになるが、桜子の感覚で言うと、今回のケースで一年分はちょっと高すぎるが、半年分だったらまずまずである。このあたりは、院長の〝気持ち〟へのケアが大切になる。

相手への怒りがあるときは、一円たりとも払いたくないというのが人情だ。そこを理解し、配慮しつつ、「その金額で、この精神的な負担となる交渉が打ち切れるとしたらどうか」と促していくことが多い。事実、経営者であり、現場の責任者でもある院長にとって、後ろ向きの交渉に時間と思考を割かれるデメリットは大きい。早く日常を取り戻せるように依頼者を導くのも、社会保険労務士（社労士）の大切な役割である。

今回の咲村浩一院長の狼狽ぶりを見て、桜子は社労士の使命について、あらためて考えた。基本的に、社労士の仕事は労働社会保険関係の法令に精通し、適切な労務管理や労働社会保険に関して指導することだ。その活動を通し、経営者と働く人々の双方が幸せになるようにリードしなければならない。そして、今回のようにトラブルが起きた場合、医院を守るためにあらゆる手を尽くのも大切な役割だ。

桜子はいずれ社労士の資格もとろうと考えている。なぜなら、税理士、労務士の両方の資格を保有している櫻木を目標としているからだ。今回、櫻木が労務の案件を自分に振ったのも、それを期待しているからではないか、と桜子は考えている。「ずいぶんと高く買ってもらっているものだ」と思うと、誇らしいような、それでいて申し訳ないような気持ちになる。

もっとも、その前に税理士になるための最後の一科目に合格することが先決だ。桜子は来年八月の試験で、絶対にパスすると心に誓っている。

【パフォーマンスとガッツポーズ】

前回と同じく、合同労組の浦添と相良は、一九時五分過ぎにサキムラデンタルクニックのロビーに現れた。勧めてもないのに浦添が席につき、相良がその隣でテーブルに大学ノートを広げる様子を、咲村院長はデジャヴを体験するような気持ちで眺めていた。

「それで、結論は出ましたかな。牧田奈々子さんの職場復帰については……」

いきなり浦添が切り出した。相良が発言をノートにカリカリと書き込む。咲村院長は浦添の目をしっかりと見据えて、堂々と話した。

「はい。やはり職場に戻ってもらうのは難しいというのが結論です」

「いや、それでは通らない。今回の解雇は不当なんだから。法律に違反しているんですよ」

「果たして、そうでしょうか？」

咲村院長の言葉に浦添は「は？」と言って、口を開けたまま止まっていた。心底あきれているというパフォーマンスなのだろう。咲村院長は構わずに続けた。

「私は牧田さんとの会話のなかで、他のスタッフが牧田さんにクリニックを辞めてほしいと思っていることを事実として伝えました。そして私自身、その意見に賛成であると言いました」

浦添は眉間にしわを寄せて、無言で聞いている。

「これをどう捉えるか、ですが、私は解雇を言い渡したつもりは一切ありません。あくまで一意見ですから、牧田さんは十分に反論する機会がありました。しかし、彼女はその場で実にあっさりと『そうですね』と同意したのです。私はこれを『自己都合退職をする意思表明』として受け取りました」

「な、なんだと！」

浦添の口調が感情的になった。

「おい、なんだったか。えーっと、海音寺さんだったか。あんたはどう説明する？」

「咲村院長の発言を『退職勧奨』と見るかどうか、ここが一つの論点でしょう」

「バカを言え。そんなもの退職勧奨に決まっている」

「じゃあ、そう解釈したとして、院長は雇用契約を解約してほしいとお願いしたわけで、牧田さんがそれに応じるかどうかは完全に牧田さんの意思に委ねられています。退職の意思がないならば、そのことをきっぱりと伝えるべきでしたし、事実、そのときは牧田さんに退職の意思があったと考えるのが合理的だと思います。ですので、今回の件は少なくとも『解雇』に関する話し合いではないというのが、私たちの見解で、だから……」

「黙れ！　あんたのやってることは非弁行為だぞ！」

「だって、説明を求められたから……。わかりました。黙ります」

桜子はクールに対応したが、心のなかでは大きくガッツポーズをとっていた。浦添の動揺が目に見えてわかったからだ。相手のシナリオは脆くも崩れたのである。

【〝とりあえず〟の落とし穴】

浦添はそれまで手を付けていなかったお茶を一息に飲んだ。

「まあ、いい。退職勧奨があって、牧田さんはそれをいったんは受け入れたが、正当な解雇理由がないのに、解雇になると誤信してしまったわけだ。どちらにせよ、退職は無効なんだよ」

「ようやく議論のスタート地点に立てましたね」

咲村院長は余裕の笑みである。

「なので、私はまだ牧田さんは当院を正式には辞めていない、という認識です。彼女は退職を受け入れたが、それを撤回したいと言っている。一方で、一度退職の意思を表明した人を、当院は受け入れることができないという判断でいる。そこで、あらためて私から正式に退職を促したいと思っています。もちろん、条件を提示します。解決金は月給の三ヵ月分です」

「もし、受け入れなかったら？」

「職場復帰してもらうしか手はありません。でも、それが本当に牧田さんの願いなのでしょうか？私には信じられません。ともあれ、私たちが提示した条件で牧田さんと話し合ってください」

二週間後に開かれた三度目の交渉は、「三ヵ月分の解決金で合意する」ことを確認し合う、ごく形式的なものとなった。咲村院長にとっては高い勉強代となったが、「合同労組を相手にした結果としては、勝利と言っていいだろう」と、桜子は櫻木から久しぶりに評価してもらった。櫻木の立てたシナリオをなぞっただけではあるが、それを現場で確実に実行できたことは、桜子にとっても大きな自信となった。

翌月の訪問時、咲村院長の表情には、あの健康的な笑顔が戻っていた。

「海音寺さん、今回の件については本当にありがとうございました。開業以来、初めて怖い思いをしました」

「合同労組との交渉なんて、普通は想定しませんものね」

「ええ、正直、意表を突かれた、という感じで……。でも、よくよく考えてみると、結局のところ、私がすべて悪かったんです。『とりあえず入れてみよう。ダメだったら辞めてもらえばいい』って簡単に考えていました。それでうまくいっていたのは、単にこれまでがラッキーだったからなんですね。その意味では、いまのスタッフには感謝しないと」

「そうですね。次に雇用される場合は事前にご相談ください。試用社員であっても、簡単に辞めさせることはできないので、あらかじめルールを整えておくことが大切です」

「わかりました。セ・ン・セ・イ」

「いや、先生なんてそんな」

おどける咲村院長に、本気で顔を赤らめる桜子だった。

（第六話完）

第七話　コンサルタントが不和の原因？——傾聴で真実をあぶり出せ

【ピンドンで祝杯】

「丈先生、それってもしかして、いや確実にドンペリですよね」

目を見張る久松修一郎に、櫻木 丈は軽くウインクした。

「しかもピンドン」

つぶやいたのは海音寺桜子だ。確かにラベルは、あの気品のある薄桃色である。正式名称は「ドン・ペリニヨン ロゼ」。ピンクのドンペリ、略してピンドン。桜子の記憶では、値段は一本三万円以上で、年代によっては十万円近くするものもあったはずだ。じゃあ、何年が高いのか、と言われても、さっぱりわからないのだけれど。

夕方六時すぎの所長室である。高級なシャンパンは明らかに場違いなのだが、櫻木がセレクトしたシックな調度品のせいか、デスク上のボトルは、まるでそこが自分の生まれ育った場所であるかのように、堂々とリラックスしているように見えた。

櫻木は右手でボトルを持ち、斜めに寝かせると、左手でしっかりと栓を押さえてから、ボトルのほうをゆっくりと回していく。部屋の空気が張り詰めた瞬間、「スーッ」と静かな音がして抜栓の儀式が終わった。

「あれ？　ポンッは？」

首をひねる久松に、桜子は哀れむような視線を投げた。

「あのね、あなたがF1で優勝したのならともかく、普通は音を立てずにスマートに開けるものなの」

それにしても、ここまで品よく栓を抜ける人が、いったい日本にどれだけいるだろうか。桜子はまたひとつ、櫻木の美点を知ったことに喜びを覚えた。

いつ準備したのだろうか、フルート型のシャンパングラスがスタッフの数だけ優雅に並んでいる。櫻木はボトルの底を右手だけで持ち、ゆっくりと輝く液体を注いでいく。きめ細やかな泡を見ていると、自分の胸のあたりでもプチプチと何かが弾けるような心地よさが巡るのを、桜子ははっきりと感じていた。

櫻木が全員に杯を取るように合図した。

「さあ、乾杯だ。いや、ドンペリのロゼが特段、よいと思っているわけではないんだ。もっと安くて美味しいロゼがある、と言う人も多い。でも、女性をお祝いするときは、なんというかこれがぴったりなんじゃないか、と」

桜子は一瞬、「これまで何人の女性をこのお酒でお祝いなさったんですか?」と皮肉を言いそうになって、慌てて言葉を飲み込んだ。

「ああ、もう能書きはいらないね。ごめん、ごめん。では、海音寺君、合格、おめでとう。乾杯!」

「カンパーイ!」

熟練の職人によって作られた繊細な鈴のような音がいくつも重なって部屋に響き、「おめでとう」が飛び交った。

【サプライズ、大成功!】

拍手が収まるのを見計らって、櫻木は「じゃあ、海音寺くんから一言」と挨拶を促した。

「今朝、すごく早く起きて、合格を国税庁のホームページで確認して、もう本当にうれしくて、たぶんみんなも喜んでくれるだろうと思って事務所のドアを開けたら、いつも『おはよう』って言うみたいにそっけなく『おめでとう』って。みんな、目も見てくれないし。私、なんだかはしゃいでた自分が恥ずかしくなって……。でも、こういうことだったんですね」

桜子が頬をふくらませた。端正な顔立ちなのに、こんなときは少女の表情になる。それもまた彼女の魅力なのだと、久松はあらためて桜子をまぶしく感じた。その思いを打ち消すように、久松は

「おっし、サプライズ、大成功！」と大きな声をあげた。「と言うか、飲み物がドンペリだったことには、ぼくが一番サプライズしちゃったけどさ」と続けると、桜子は思わず吹き出した。

「所長、そしてみんな、本当にありがとうございました。ようやく五科目すべてに合格することができました。これも所長とみんなのおかげです。それにしても所長、このサプライズ、いつから準備なさっていたんですか？」

「一週間くらい前かな」

「もし落ちていたら？」

「今年の八月、試験の翌日の君の表情を見て、一〇〇％合格したと判断したので、『落ちていたら？』なんて考えもしなかった。さあ、今日はとことんお祝いしよう。あの店を予約しておいたから」

桜子にはその店がわかった。以前、歯科医師の遺産相続問題を二人で解決したときにご褒美で連れて行ってもらった老舗のフレンチレストランだ。平日のランチなのに、二人きりでシャンパンで乾杯したっけ。そして、桜子はあの日、婉曲的な表現ではあるものの、自分の気持ちを伝えたのだ。好きだという想いを。

素晴らしい料理だった。たくさんの笑顔があった。みんなが用意してくれた花束の大きさに驚かされ、一人ひとりが書いてくれた祝福の手紙に何度も泣かされた。その宴は桜子にとって、人生で最も幸せな時間となった。

【望むところです】

そのあと、どういう経緯でそうなったのか、桜子は櫻木と二人でタクシーに乗っていた。櫻木は「とりあえず中洲まで」と告げた。桜子の頭の中に様々なイメージが膨らんだ。ここまで準備をしてくれていたのだ。最後のプレゼントは、ハイアットのスイートルームかもしれない。

「次の角を左に曲がったところで止めてください」

それは桜子にとって、あまりに見慣れた光景だった。屋台『かくちゃん』。博多の屋台では珍しくカクテルをメインにしたバー屋台である。暖簾をくぐると、見事な禿頭に蝶ネクタイがトレードマークのマスターが、「お、丈先生に桜子ちゃん。お二人でとは珍しい」と微笑んだ。

櫻木は〝いつもの〟ジンリッキーを。桜子は少し考えてから「マティーニ。それもエクストラ・ドライで」と注文した。

「え？　あんなに飲んだのに、まだそんな強い酒を？」

驚く櫻木のほうを桜子は一瞥もしない。

「ほっといてください」

「海音寺君、もしかしてなにか怒ってる？」

「いいえ。まったく怒っていません、まったく。荒れ狂う玄界灘みたいに落ち着いていています」

「その比喩、おかしいよね」

「じゃあ、そのおかしな比喩に乾杯！」

桜子は飾られたオリーブをつまみ上げてマスターに返し、カクテルグラスをいったん目の高さに掲げて、透明な液体をゴクリと飲み込む。

「桜子ちゃん、それ、ベルモットは入れてないからね。つまりキンキンに冷えたドライ・ジンのストレートにオレンジビターをダッシュしただけ。ベルモットの瓶、ここに置いとくから、横目で眺めて、味を想像しながらジンを飲む。これぞ、チャーチル流のエクストラ・ドライ・マティーニ」

「望むところです」

「粋だね。桜子ちゃんは、粋だ」

「ふふふ。もはや無敵です、私」

これで会話になっていること自体が櫻木には不思議だが、マスターがうれしそうに笑っているので問題ないのだろう。

「ところで海音寺君、本題なんだけど、昨日、高森先生がいらっしゃって……」

「え!?　まさか、いまから仕事の話ですか」

「だめかな？」

「……の、望むところです」

桜子は屋台の柱を見つめて、少し悲しげに頷いた。シェイカーを振るマスターが「うん、粋だ。かなり粋だ」とつぶやいた。

【独立の第一歩】

櫻木の言う「高森先生」とはマナー講師の高森澄子のことである。大阪出身の五十二歳。現在は東京を拠点にマナー教室を運営する傍ら、企業のコンサルティングを手掛ける。主軸はマナー研修だが、実は中小企業診断士の資格を持ち、経営全般にアドバイスができることが、顧問先からの高い信頼に繋がっている。

五年前にテレビ番組に出演すると、その押しの強いキャラクターが評判となり、バラエティ番組にご意見番的な存在として出演するようになった。それに合わせて著書もベストセラーになるなど、いまではちょっとした有名人である。

櫻木は三年前、顧問先である東京・五反田の歯科医院の院長から彼女を引き合わせてもらい、酒席を共にした。その夜、初対面とは思えないくらい、二人は熱心に話し込んだ。櫻木の哲学に共感した高森は、それからちょくちょく自分のコンサルティング先を櫻木に紹介してくれるようになった。

「高森先生曰《いわ》く、新しくコンサルに入った先が税務も労務も不十分で、だから今年いっぱいで変更させることにしたんだそうだ」

「今年ってあと何日もないじゃないですか」

「ああ、強引なところが高森先生らしい」

確かに高森は強引である。しかしそれはクライアントのことを思うからであって、私利私欲からの行動ではないことを櫻木はよく理解している。

「とくに労務が手薄で、ほら、労務については高森先生自身が苦手な分野だから、一日も早く相談に乗ってほしいそうだ。担当は君にしたい」

「え、でも私……」

「わかっている。君が想定しているよりも、君の独立は早くなるだろう」

独立の「ど」の字も口にしたことがない桜子だが、櫻木にはすべてお見通しなのだろうと、あえて口を挟まなかった。

「院長が担当は女性がいいとおっしゃっているそうだ。高森先生が言うには『あくまで女性の感性が必要だからであって、好色なわけじゃない』と」

「でも、すぐに担当が変わるというのは……」

「女性の担当者ですぐに君の代わりができる人材は、いまのところ残念ながらうちの事務所にはいない。独立するとき、君の顧問先としてそのまま移行すればいい、と私はそう考えている」

税理士として独り立ちするとき、よほどの理由がない限り顧問先を譲り受けることはない。「そう考えると、これも櫻木からのプレゼントなのだ。スイートじゃなくて逆によかったのだ」と、自分に言い聞かせる桜子であった。

【試用期間中のスタッフの解雇】

翌週、桜子は群馬の前橋駅に降り立った。目指す北爪デンタルクリニックは、駅から歩いて五分の好立地にある。事前に調べたところによると、三代目の北爪信宏院長が独特の経営センスで事業を広げ、現在はパートも含めて二十三人の規模にまで拡大している。三年前には医療法人・聖洲会を設立し、新たなクリニックの建設も視野に入れているようだ。

見逃すことのほうが難しいほどの大きな看板。白を基調とした二階建てで、道路に向いた壁が全面ガラス張りになっていて清潔感がある。想像以上にスタイリッシュだ。駐車スペースが七台分確保されている。

入口の自動ドアが開くと同時に、右手にあるソファから女性がすっと立ち上がった。高森澄子だ。初回の打ち合わせは彼女も同席することになっている。

桜子は反射的に受付の時計を見る。待たせたのではないか、と思ったからだ。しかし、針は午後二時二十分、約束の十分前を指していた。さすが、気鋭のマナー講師である。十分以上前から、ここで桜子の到着を待っていたのだ。

「海音寺さん、お久しぶり。ああ、やっぱり美しいわ。どんどんきれいになる。本当に羨ましい」

「いえ、そんな……」

小さく手を振ってかしこまりながら、桜子は高森を観察した。五十代とは思えない引き締まった体は上下白のスーツに包まれている。アップにした黒髪。大きく上がった口角。控えめな紅がさされた唇の向こうには、大きな白い歯が輝いている。完璧な笑顔だ。

「海音寺さん、院長先生はまだ診療中ですから、さっそく労務の相談の件、私から話していいかしら？」

「ええ、もちろん」

「隣にカフェがあるから、そちらで」

店に入ると高森は、桜子に「コーヒーでいい？」と尋ね、席を決めてそこに座っているようにと言い、レジへと向かっていった。桜子に「私が」と言う隙を与えない。いまさら財布を出すのも白々しいだろうと、言われるがまま席に着いた。

トレイにドリンクを乗せてきた高森は、店の入口側に座った桜子に奥のベンチシートを勧めて固辞されると、「それじゃ、私のほうが年寄りだから」と言って自分がそこに座った。そして、またあの完璧な笑顔である。

「さっそくだけど、新卒で入ってもうすぐ半年になる子が問題なんです。カウンセラーになってもらおうと雇用したんだけど、人の話を聞く能力がなくって。まだ試用期間なので辞めてもらうことはできるのかしら？」

「伺ったお話だけでははっきりしたことは言えませんが、試用期間であっても解雇は解雇ですから、それなりの理由が必要です。もし、カウンセラーとしての素養がない、とお考えでしたら、たとえば職種を変えて、歯科助手としての訓練を受けてもらう、というのはどうでしょう」

「あ、そういう手があるんやねぇ」

高森の言葉には、たまに関西弁のイントネーションが入る。

「でも、試用期間を過ぎることになるから、今度もダメとなったときに、辞めさせにくいんじゃないですか？」

「そうですね。なので試用期間を三ヵ月間延長するという条件付きにするのが得策だと思います」

「さすが、海音寺さんは優秀だわ。話が早い」

優秀で、話が早いのは高森のほうだと桜子は思った。パートナーがこれだけ聡明な女性であれば、問題の解決は案外、簡単かもしれない。そう考えた桜子の予想は、この後、見事に裏切られることになる。

【チーフの反発】

クリニックに戻ると、院長の診療がちょうど終わったところで、すぐに院長室に通された。これも高森が調整した結果かもしれない、と桜子は考える。

ソファに座るやいなや、高森が口を開いた。

「院長先生、やっぱり櫻木先生のところの海音寺さんは優秀です。あっという間に財前さんのことを解決してくださいました。試用期間を延長して歯科助手の訓練をさせてみてはどうか、と」

「あ、もちろん、ご本人が了承してくだされば、なんですが」

高森のペースになんとか割り込んだ桜子だった。

「なるほど。いい案ですね。さっそく明日にでも私から話すことにします」

豊かな白髪の北爪院長は、大げさなくらいの身振り手振りで、うれしそうにそう言った。瞳の力強い輝きは、まさに「やり手」という印象である。

「ただね、海音寺さん。私が本当に気にしているのは、新しい子のことじゃないんです。チーフの小野沢という女性がいましてね。この子がひどく反発しているんです」

「反発……何に反発されているんでしょうか？」

「私。わ・た・し」

高森澄子が自分を指差しながら言った。

「北爪院長にご依頼を受けて、研修講師としてこちらに伺ったのが二ヵ月前で、いくつかの研修をやってみたんですけど、これがまあ、感度が悪くてね。あ、院長先生、すみません」

「いいんですよ。だから高森先生に研修をお願いしたんですから」

「私はほら、海音寺さんも知ってのとおり、厳しいでしょ。ネットではスパルタマナー講師と言われているくらいです。でもね、それでいいんです。私がムチ、先生がアメ、私がヒール、先生が善玉。このやり方でいったいどれだけの組織を結束させてきたことか。その上、スタッフのマナーも向上するから一石二鳥なんです」

「はぁ……」

高森の勢いに頷くしかない桜子であった。

「ところが、今回はちょっと様子が違って、私対全スタッフという敵対の構図が完全にできあがってしまったんです。院長が間に入る余地もないくらいに。とくにチーフの小野沢さんが、もう高森の顔は見たくないから研修には出ない。あの人が出るなら幹部ミーティングにも出席しないとわがままを言い出して」

北爪院長がその先を続けた。

「それだとチーフとしての役割を果たしていないことになるので、やはり役職は解かなければならないだろう、と。それを彼女に伝えたら『それでも構いません』と実にあっさりしていまして。さすがに私もムッとして『じゃあ、君、これからどうするんだ？』と尋ねたら『辞めましょうか？』と言うんです」

「言われた瞬間に『クビだ！』と言ってやればよかったんですよ。ねえ、海音寺さん」

高森はかなり感情が高ぶっているようだ。

「いえ、それは解雇できる事案ではありません。言わなかったことは正解でした」

桜子の冷静な分析に、高森は浮かない表情だ。

「その前に北爪院長は、チーフの…えっと小野沢さんに辞めてほしいのでしょうか？」

「いや、能力が高いからチーフにしているわけで、高森さんの指導で最も伸びてほしいと思っていた人材です」

「だとすれば、和解の道を探るべきではないでしょうか？　ねえ、高森先生」

「そうなんだけど、でも、海音寺さん、彼女たち、かなり頑なになっているわよ」

「北爪院長、よろしければ小野沢さんと二人だけでお話ができないでしょうか？」

「ああ、たぶん大丈夫でしょう。彼女、いまはあまり仕事をしていないから。すぐに話せると思いますよ」

【成長のチャンス】

他に誰もいないスタッフルームで、桜子は小野沢美和と向かい合っていた。三十代の前半だろう。中肉中背。色白で艶やか黒髪は後ろでまとめられている。清楚な印象だが、きりりとした眉が意志の強さを感じさせる。

決して美人ではないが、全体的にまとまりがよく品のよい顔立ちで、言い寄ってくる男は少なくないはずだ、と桜子は思う。もっとも、「こんなに険しい顔をしていなかったら」という前提条件付きではあるが……。まだ、一言も交わしてないのに、強張った表情から彼女がどれだけ不機嫌かがひしひしと伝わって来る。

「税理士の海音寺桜子と申します」

思えば、こう名乗ったのは初めてのことだ。税理士となって記念すべき一回目の挨拶は、なんと相手に名刺を受け取ってもらえないという、図らずも生涯忘れることはできないであろう、強烈なシーンとなった。

「私、何も話すつもりありませんから」

小野沢は冷たい声でそう言った。

「北爪先生に『辞めてもいい』とおっしゃったとか」

「だから、何も話すつもりはないんです。あの女の差し金なんでしょう。もう帰ってもいいですか」

そう言いながら、小野沢はすでに席を立っていた。桜子に彼女を止める言葉はなかった。

院長室に戻り、まったく話し合いにならなかったことを告げると、高森は「思ったとおり」という表情で「ここまでこじれたら、もう仕方がないでしょ。海音寺さん、上手に辞めさせる方法を考えてください」と言った。

「わかりました。それも一つの選択肢として、いったん預からせてください。櫻木にも相談したいので」

「ああ、櫻木先生に状況をしっかり伝えてください。あの人ならばっちり辞めさせてくれるはずだから」

空港へと向かう電車の中でも、帰りの飛行機の中でも、打開策は何一つ思いつかなかった。とにかく小野沢に本音を語ってもらわなければならない。しかし、「話すことはない」の一点張りである。桜子は完全に敵とみなされている。彼女の心を開く方法はあるのだろうか。

櫻木ならどうするのだろう――答が一刻も早く知りたくて、福岡空港に到着すると、すぐに電話をかけた。時計の針は夜の十時を回ろうとしていたが、意外にも櫻木はツーコールで出てくれた。桜子が手短に事情を話すと、櫻木は「なるほど、それはチャンスだ」と言った。

「チャンス？　誰にとっての、ですか」

「決まっているだろう。君にとってさ。それはさておき、私の自宅の近くにある、絶対に一見客は見つけられないバー、覚えている？」

「はい。忘れようがありません」

「じゃあ、いまからそこに直行してくれ。対策について話し合おう」

「あの、所長」

「ん？」

「なんだか、楽しそうですよね」

「楽しいね。人の成長するのを見るのは、本当に楽しい。まあ、いいから、急いでタクシーに乗って！」

そこで電話は切れた。

【傾聴で相手の本音を引き出す】

タクシーが止まった場所は、ごく普通の住宅の玄関前である。暗いので近づかないとわからないが、表札には『山堀』と書かれている。街中にある古い家。土地の形がよくなかったのだろう。狭い玄関から細い路地を通ってしか建物に行けない構造になっている。道路からは建物から漏れる光さえ見えない。

しかし、扉を開くと世界が一変する。十五人は座れる長いカウンター。バック棚にはずらりと、いや「びっしりと」と言ったほうが正確だろう、実に様々な洋酒が並ぶ。

櫻木は一番奥に座ってビールを飲んでいた。桜子は隣に座って、「同じものを」と注文する。「さっそく本題だが……」と櫻木が切り出した。

「海音寺君は『傾聴』という言葉を聞いたことがある？」

「相手の話を真剣に聞くこと、という意味ですよね」

「そう、ただここで言う傾聴はカウンセリングにおけるコミュニケーション技能の一つだ。アクティブリスニングと言われることもある。カウンセラーやコーチングメンターが使っている『聴く技術』

だと思ってもらえればいい」

「聴く技術……」

「そう、この傾聴だけど、最も大きな特徴は否定も肯定もしないという点だ」

「否定をしない、というのはわかる気がします。誰でも思いを否定されれば口を閉ざしますから。でも、肯定されたら気分がよくなりませんか？」

「たとえば私が、『久松はつまらない男だ』と言ったとしよう。それに対して海音寺君が『そんなことはありません』と言えば否定になり、『そうですね。私もそう思います』と言えば肯定になる。いずれにせよ判断しているのは海音寺君であり、その後は久松君の能力について議論することになるだろう。しかし、私が言いたかったのは、もっと別のことだったかもしれない。たとえば経営に対する漠然とした不安かもしれないが、そのことは隠されたままになる」

「う〜ん、難しいですね。だったら何と言えばいいんですか？」

「たとえば何も言わずに頷いてあげれば、次の言葉が出てくるかもしれない。『ああ、そうなんですね』と相づちを打ってもいいだろう。あるいは『久松さんのことつまらない男だ、と思っていらっしゃるんですね』と言ってみる。これだと同意したことにはならない」

「なるほど」

「いまは本当に初歩的なことを話しただけだから、飛び抜けて頭のよい君でもまだ理解できていないと思う。たとえばアメリカの心理学者トマス・ゴードンによれば、非受容の姿勢として、命令、指示、強要、説教、忠告といったわかりやすいものだけでなく、賞賛や同意、激励や理解さえ非受容的態度だということになる。『おお、君、頭がいいね』『努力すれば、絶対に成長できるよ』『それは辛かったね』などという受け答えもやはり、聞き手が話し手を十分に受け入れられていない状態だと言うんだ」

「はあ、確かに難しい」

「さて、今回の件だ。小野沢さんだったよね。彼女は……」

「なんで名前を覚えられるんですか？」

桜子の問いは無視される。

「彼女は『何も話すつもりありませんから』と言った。さあ、傾聴を使えばどんな対応が考えられるだろうか」

「えっと、そうですね。さっきのパターンを使うとしたら、『ああ、何もお話になりたくないんですね』というのはどうでしょう？」

「いいね。他には？」

「うーん、『何かお話しになりたいことはありませんか？』はどうですか？」

「素晴らしい。頭に『もしよろしければ』をつけて、『お話しになりたいと思うことを、何でもお話しいただければ、と思います』にすればどうだろうか。これだと、話すかどうか、そして何を話すかは、あくまで話し手側が決められる状態をキープできるよね」

「なるほど。深いですね」

「だから付け焼刃でできるようなものじゃない。ただ、チャンスは広がると思うよ。少し勉強してみればいい」

「はい。ありがとうございます」

そう言いながら桜子の目はスマートフォンに注がれていた。ネット通販会社にアクセスし、傾聴に関わる書籍を次々にカートに入れていたからだ。

【あぶり出された真実】

二回目に小野沢に会ったとき、彼女の目の下の隈や鼻の頭の毛穴の開き方を見て、桜子は事態が悪化していることを悟った。疲弊し、苦しんでいる彼女に寄り添って、全面的に受け入れようと誓う桜子だった。

「もう、私、疲れました。話すことはないと言っているのに」

「ああ、話すことはないと思うくらい疲れていらっしゃるんですね」

「え？」

小野沢は初めて桜子の顔を見た。

「北爪院長や高森さんの側に立っているように見える私には何も話したくない、と思うくらい傷ついていらっしゃるんですね」

小野沢は眉をひそめて、訝しげに桜子の瞳を見つめた。真意を測りかねているようだ。しかしコミュニケーションは、確実に始まった。

「え、ええ、すごく傷ついています」

「もし、よければ、なんでもいいんです。どんなことでも。お話しになりたいことがあれば、伺いたいな、と思っています。なかなか信じてもらえないかもしれませんが、私は必ずしも院長や高森さんの側に立っているわけではありません。できるかぎり先入観をもたずに、両者のご意見を聞きたいと思っています。ここでお話しになったことで、院長や高森さんに伝えたくないことは、そう言ってくだされば口が裂けても言いません。いまはただ小野沢さんのお話を伺いたいと、そう思っています」

小野沢は一度、大きく息を吸い、ゆっくりと吐いた。桜子はじっと待っている。

「高森さんはね、私たちのこと、バカにしてるんです」

硬い扉が開いた。桜子はそう思いながら、静かに頷いた。焦ってはいけない。

「私たちが田舎の人間だからって。無作法で教養のない女たちだって決めつけているんです」

「なるほど。高森さんは決めつけているんですね」

「だって、いきなり受付の子に『電話の応対がなっていない』って怒鳴りつけるし、歯科助手には

『社会人としてのマナーを知らない。恥ずかしい』ってみんなの前で大声で……」

　桜子は反対もせず、同意もせず、ただ相手の目を見て頷く。

「そもそも院長がいけないんです」

「北爪院長がいけない……」

「そう、院長はなんでも自分で決めてしまって、まあリーダーだから当然といえば当然なんですけど、高森さんのことだって、一言相談があってもいいのに」

「何も相談がなかったんですね」

「マナー研修がいやだというわけではないんです。私たちだって女ですから、上品な言葉遣いや立ち居振る舞いができるようになりたいし、教えてほしい。まあ、高森さんのきつい言い方には抵抗がありますが、本当はいい方だというのはわかっています」

「となると、これは北爪院長との関係が問題なんですね」

「私をチーフに任命するとき、院長は『これからは何でも君と相談しながら決めていく。将来は医療法人の理事になってもらいたいと思っている』と言ったんです。でも、実際には私は蚊帳の外で、経営の相談相手は高森さんなんです。私、悔しくて……」

「経営パートナーとして認めてもらえていないことに悔しいという思いがあるのですね」

　桜子は問題の本質に辿り着いた。

　それから小野沢は不満を吐き出し続けた。新しく建設する医院のプランも、その準備のための土地の取得も、小野沢と遠いところでどんどん進んでいく。彼女は関わりたいのだ。働きたいのだ。院長の役に立ちたいのだ。しかし、その思いは裏切られ、踏みにじられていると、彼女は切実に感じていた。

「小野沢さん、今日、伺ったお話、私から北爪院長と高森さんにお話ししても構いませんか？」

「ええ、どうせ辞める身ですから、もう怖いものはありません」

「ありがとうございます」

桜子に思いの丈を聞いてもらったことで救われたのか。小野沢の頬には、ほんのりと赤みがさしていた。

【桜子の気づき】

桜子の報告を聞き終えた北爪院長と高森澄子は黙りこくっていた。真の敵対関係は、高森対スタッフではなく、院長対小野沢だったのである。いや、対立ではないのだろう。「もっと信頼してほしい」という小野沢からのポジティブなメッセージを、北爪院長がうまく受信できていなかったのだ。

長い沈黙の後に口を開いたのは北爪院長だった。

「海音寺さん、いまの小野沢からよくそれだけのことが聞き出せましたね」

「実は櫻木から『傾聴』というテクニックを使うように指示されまして、この一週間、猛勉強した成果が少しだけ出たのかもしれません」

「傾聴？」

「ええ、コミュニケーションの技能のひとつです。北爪院長もお試しになるといいと思います」

「結局のところ、問題の根本は私がスタッフの声を全然聞いていなかった、ということですよね。それが高森さんの登場で一気に表に出た」

いつもの桜子ならば「そのとおりです」と言ってしまうところだが、傾聴を学んだいまは軽く頷くだけで北爪院長の思考の深まりを促すようにした。饒舌な高森も無言で北爪院長の言葉に集中していた。

「私は彼女たちにもっと洗練された女性になってほしかっただけなんです。いまの彼女たちを否定しているつもりなんてまったくない。小野沢も、その他のスタッフも、パートとして戻ってきてくれたママさんスタッフたちにも感謝の気持ちを忘れたことはありません。でも、それが伝わっていなかった。どうすればいいんだ」

桜子はどう答えるべきか考えた。アドバイスしたいことは山ほどある。しかし、ここは聞き役に徹してみよう。

「院長は、どうすればいいとお考えですか？」

北爪院長はソファに背中を預けて、大きく息を吐いた後、静かに目を閉じた。静寂は時の流れを遅くする。壁時計の秒針の音が大きく聞こえる。

「海音寺さん、まずはスタッフ全員の話を聞いてみます。考えてみれば組織が大きくなるにつれて、ミーティングが形式的になっていました。高森さんに来てもらったのも、深まった溝を埋めたいという無意識からの要請だったのかもしれません。でも、それは私自身にしかできないことですよね」

「院長ご自身にしかできない、と」

「よし、これから一年間は、とことん彼女たちの話を聞こう。海音寺さん、私にも『傾聴』を教えてくれないかな」

「私も学び始めたばかりですから、一緒に技術を磨いていきましょう」

「あの……、じゃあ、私もそのメンバーに加えてください」

ずっと深刻な表情だった高森に笑顔が戻った。

「私、人に何かを伝えるのは上手だと思ってきました。そして、それがコミュニケーションスキルのすべてだとね。でも、今回の件で聴く力がないことを痛感しました。小野沢さんにも他のみなさんにも悪いことしたなって、こんな私が珍しく反省しています」

高森がかわいらしく肩をすくめるのを見て、北爪院長も桜子も思わず声を出して笑った。

「海音寺さん、傾聴ってすごいわね。人の心って話を聴いてあげるだけで動くのね」

「私自身、その効果にびっくりしているところです」

そう言いながら桜子は、これまで櫻木がずっと話を聴き続けてくれたことに、はたと気づいた。

たくさんのアドバイスはもらった。でも、それは常に桜子が請うた場合に限られていたし、そのときだって自分で考えるように促してくれていたのだ。

「今度は私が聴いてあげる番だわ！」

いきなりそう声に出したことに、桜子自身が驚いた。

「あ、なに言ってんだろう、私。ははは。いまのは『なかったこと』にしてください」

顔を真っ赤にして慌てる桜子を、北爪院長と高森は不思議そうに眺めた。

「もう、これ以上、私のこと……傾聴しないでください」

院長室に明るい笑い声が響いたのは久しぶりのことだった。

（第七話・完）

最終話　老舗歯科医院をブランディングで再生――徹底した差別化を実現せよ

【旅立ちのとき】

海音寺桜子の瞳が涙で潤んでいる。

「本当に、本当にありがとうございました」

言いたいことは山ほどあるのに、それ以上、言葉が出ない。女性事務員がもらい泣きして、それがさらに桜子の涙を誘う。

「海音寺君、もう君の気持ちはみんなに十分伝わったよ。素晴らしい挨拶だった」

櫻木丈が拍手をすると、それがスタッフ全員に連鎖して、レストランのシェフもソムリエもギャルソンも手を叩いて、桜子の新しい門出を祝う会は賑やかに始まった。

小さなスペイン料理店『リコリコ』は櫻木の行きつけの店だ。昨年オープンしたばかりで、福岡市の中心部から少し離れていることもあり、まだ名が知られていないが、スペインとアルゼンチンで料理修行をしたシェフの腕前は一流で、繁盛店になるのも時間の問題だと櫻木は考えている。テーブルには色とりどりのピンチョスが並び、グラスには南バスク産の発泡性ワイン、チャコリが注がれていた。

モスグリーンを基調としたスタイリッシュな店内には、フラメンコギターの軽快な曲が薄くかかっている。桜子との別れを惜しみながらも、新しい出発を心から祝福しているスタッフたちのあたたかい表情を見ていると、貸切という無理を聞いてもらったことにあらためて感謝する櫻木であった。

「みんな、ちょっと聞いてほしい」

櫻木が立ち上がると、全員が話をぴたりとやめて注目した。

「今日、三月末日をもって海音寺桜子君は退所する。みんなもそうだと思うけど、海音寺君がいなくなることが、まだ私にはうまくイメージできない。そこにいてくれるだけで、周りがぱっと明るくなる彼女の存在はあまりにも大きいからね」

恥ずかしそうにうつむく桜子に、みんなの視線が向く。

「一方で、これほど優秀な税理士が誕生したことは、ちょっと大げさかもしれないけど、社会にとって素晴らしい福音だ。海音寺君はこれからたくさんのリーダーをサポートし、救っていくに違いない。今日はそのことをとことん祝おう！」

櫻木がグラスをあげると、久松修一郎が「では、あらためて乾杯！」と声を張った。

あっという間の二時間だった。直径五十センチはあるフライパンで炊き上げられたパエリヤが供されると、誰ともなく「おーっ」という歓声が上がる。ムール貝、車海老、イカなど、魚介類が盛りだくさんで、サフランで鮮やかな黄色に染まった米が見えないくらいである。

「ここのパエリヤはシェフがバレンシア地方で学んできた、正真正銘の本物だよ」

そう声をかける櫻木の隣に、ワイングラスを手にした桜子が立っていた。

「所長、ひとつだけ質問があるのですが」

「ああ、どうぞ」

「あの、私を事務所に残す、という選択肢はなかったのですか？」

「なかったね」

「まったく？」

「まったく。だって、君は入所したときから独立を志望していたじゃないか」

「そうですけど……」

桜子は不満そうに少しだけ唇を突き出した。

「寂しくなるな、くらいは思わないんですか？」

「もちろん、そう思ってるよ。さっきも言ったけど、君のいない明日からの日々が、うまく考えられないくらいだ」

「だったら……」

「だったら？」

「いえ、いいんです。今日はありがとうございました」

軽く一礼をして自分の席に戻った桜子は、何事もなかったように仲間たちと笑顔で会話をしている。その姿を見て、櫻木は「いまは仕方がない」と、誰にも聞こえないようにつぶやくのだった。

【特徴のない歯科医院】

櫻木税務／労務事務所の所長室で、久松は上司の背中に向かって話していた。「悪いけど、報告はこのまま花見をしながら聞くから」と、櫻木が大きくとられた窓の向こうに咲き乱れる桜を見ていたからだ。ちゃんと聞いてくれているのだろうが、表情が見えないとなんとも話しにくい。

「桜子さんから引き継いだ林田歯科医院の件で相談がありまして」

「ああ、中野の」

林田歯科医院は東京・中野の商店街に立地する。いまから二十八年前、林田光男院長が創業し、二年前に一人息子である信輝が修業先から戻って、実質的な経営の舵をとっている。

「息子さんとお話ししてきたんですが、歯科衛生士が採用できなくて困っていると」

「なるほど。それで？」

「はい。分析しますと、給与や待遇面では近隣の医院に劣っているわけではありません。医院の雰囲気もよく、働いている人たちは友人同士みたいに仲がいいし、先生との関係も良好です。ああ、大先生と信輝先生の間に確執もありません。だから離職率が低くて、スタッフは誰も辞めなかったんですが、ベテランの歯科衛生士さんのご主人が転勤になって、それに伴う募集をかけたところ、まったく反応がなかった、と」

「広告の打ち方は？」

「悪くなかったと思います。ウェブを中心に媒体の選択も妥当でした。ただ……」

「ただ？」

「これといった特徴がないんです。どこにでもある歯科医院といった印象で、情報が埋もれてしまっている感があります」

「確か建物は古かったよね？」

「ええ、創業から手を加えていないので、外観はかなり古びています」

「ホームページは？」

「あるにはあるんですが、十年以上前に作られたもので、まったく更新されていません。そっちもずいぶん古びています」

「それでは無理だな」

櫻木は一八〇度椅子を回して、久松の顔を正面から見据えてそう言った。

久松は我が耳を疑った。決してネガティブな発言をしない櫻木である。

「所長、もしかしていま、『無理』とおっしゃいませんでした?」

「言ったよ」

「無理って、このまま見捨てるんですか!　打つ手はないんですか!」

「おいおい、久松君、落ち着いて。見捨てるつもりはないし、打つ手ならばたくさんある。ただ、税務と労務の力だけでは、再生は無理だと、そう言っているんだ」

「じゃあ、どうするんですか?」

まだ興奮が収まらない久松を、櫻木は微笑みながら無言で眺めていた。

「大先生は息子さん、信輝先生に医院を譲ろうとお考えです。ただ、信輝先生は医院の未来に不安を感じていらっしゃって、こんなに人が集まらないようなら、廃業したほうがいいんじゃないか、と」

櫻木は黙ったまま静かに頷いている。

「いや、でもそれはもったいないと思うんです。場所も悪くないし、患者は高齢化していますが、よく話を聞いてくれると評判もいい。信輝先生がゼロから開業するよりも、事業承継したほうがずっとメリットがあるんです」

久松はあごを掻きながら、「待てよ」と小さくつぶやいた。

「新規開業するよりも、リニューアルならばずっと安くつくし、そのぶんホームページの整備にもお金がかけられる。ここは新規開業するくらいのつもりで、医院を一新すればいいんだ。そうか、ブランディングだ。ブランディングで再生だ」

「久松君」

「あ、はい」

「それで、何か相談だったよね？」

「いえ、あの、ぼくから『ロゴスタイル』の大東さんに連絡してもいいですか？」

「ああ、そうしてくれ。チームのみんなにくれぐれもよろしく」

そう言うと、櫻木は再び椅子を一八〇度回転させて窓の向こうに視線を移した。

【真のプロフェッショナル】

ブランディングファーム・ロゴスタイルは、青山通りの喧騒からは想像もつかないほど閑静な南青山の住宅街にある。マンションの一階部分をオフィスとして利用していて、全面ガラス張りの入口からスタイリッシュな内部が見渡せる。一見するとカフェか美容室のようだ。

久松と林田信輝が通されたミーティングスペースは、楽に十人は座れる大きなテーブルが独特の存在感を醸している。一枚板だからこれだけでも相当な金額になるはずだ。椅子はアンティークで一脚ずつすべて違う。それなのに不思議と統一感があることに、選んだ人物の美意識の高さを感じずにはいられない久松であった。

「信輝先生、このオフィス、かっこよすぎて、ぼく、なんか引け目を感じるというか……」

「わかります。私もさっきから落ち着かなくて。うちの仕事なんか、受けてもらえるんでしょうか？」

「た、たぶん……」

久松が不安げに頷いたところでドアが開き、「ようこそいらっしゃいました」と心地よい声が響く。最初に入ってきたのがロゴスタイルの代表である大東幸利。白いパーカーの胸には『ＬＯＧＯＳ』の文字。ほとんど黒に近い濃紺のジーンズ。ふちの太いクラシカルな眼鏡がトレードマークである。

大東のあとに男性一人と女性一人が続いた。

「ああ、久松さん、お久しぶりです。それから林田先生ですね。はじめまして。大東と申します。久松さんからお話を伺っております。彼はデザイナーの小竹 卓、プランナーの沢木 舞です。よろしくお願いします」

それぞれ名刺交換が済んだところで、大テーブルについた。最初に口を開いたのは、意外にも恥ずかしそうに背中を丸めていた林田だった。

「私、ネットで大東さんのことを調べました」

大東幸利は四十六歳。大手広告代理店のコピーライターとして活躍し、三年前に独立。クリエイティブ六人とともに、ブランディングファーム・ロゴスタイルを設立した。広告代理店時代は斬新なキャッチコピーでワゴンタイプの軽自動車をヒットさせ、またインスタントシチューのネーミングが流行語大賞にノミネートされたことでも注目された。

独立後、最も話題になったのは、低価格アパレルブランドのブランディングだ。商品開発から広告プランまでを一手に手掛け、幅広い世代へのブランドの訴求に成功した。最近では、地方自治体からの依頼も増え、都市開発のプランニングでも高い評価を得ている。

「いやあ、実績を拝見すると、あの会社も大東さん、あの会社も、あの会社も、という感じでびっくりしました。そんな方が私どものような小さな歯医者の仕事を受けてくださるものだろうかと、さっき久松さんと話していたところです」

「ああ、ぼくたち、規模は問いませんので、ご安心ください。以前、弁護士さん個人をブランディングしたこともあります。それに久松さんからあんなに熱心に頼まれてはね」

「すみません」

久松は頭を掻きながら思わず何度も頭を下げた。

「実は丈先生からも『久松をよろしく』とお電話いただきまして、彼から頼まれたら、なんと言うか断るという選択肢がそもそもないんです。不思議な人ですよね。年に一回、会うか会わないかぐらいなんだけど、ぼくにとっては大切な友人なんですよね」

「ほんとにすみません」

なぜ謝っているのか、久松自身もわかっていない。

「とは言え、もちろんクライアントにブランディングする価値がなければ、ぼくたちは仕事をお引き受けしません。大切なのは、いい商品やサービスがあるかどうかなんです。逆に言えば、よい商品やサービスがなければ、どれだけブランディングしても売れません」

大東の屈託のない話し方から、気さくで誠実な人柄が伝わってくる。これだけの短い時間で緊張が解けていくのを感じる久松と林田だった。ただ、林田は大東の言葉の最後の部分が引っかかった。

「うーん、そう言われると不安になるのが、うちによい商品やサービスがあるかどうかという点でして……」

「ありますよ。なければ二十八年も続きません。久松さんに聞いたところによると、長く通っていらっしゃる方が多いんですよね。いわば常連客をおつくりになっているわけです。その理由を探っていけば、ブランディングのためのカギがきっと見つかります」

「そうですか。なんだかうれしくなってきたな」

「ひとつ、確認させてください。今回、ブランディングを手がけるにあたって、『これだけは変えたくない』という聖域はありますか？」

「久松さんとも相談したんですが、『すべて変える』と決めたほうが、高い効果が得られると考えています」

「確かにそうです。では、聖域はないという認識でよろしいでしょうか？　たとえば医院の名前も、建物の内外装も何もかもが対象ということで……」

「はい。父が創業した医院の名前にも、建物にも愛着があるのは事実ですが、今回のリニューアルにすべてをかける覚悟でいますし、父にも了承を得てきました。どうか、よろしくお願いします」

「わかりました。では、ぼくたちも全力で取り組みます」

その瞬間、にこやかに笑う大東の瞳の奥にぽっと火が灯ったのを、林田は見逃さなかった。これこそが、真のプロフェッショナルがもつ凄味なのだと感じた。

【ブランディングとは？】

「大東さん、いまさらこんなことを聞くのも失礼だと思うんですが……」

林田が申し訳なさそうにまなじりを下げる。

「どうぞ、ご遠慮なく。なんなりとご質問ください」

「はあ、あのう、ブランディングというのは、そもそもどんなことなんでしょうか？」

大東が答える前に久松が割って入る。

「うわー、林田先生、ありがとうございます。大東さん、実はぼくもさっきからそのことが聞きたくて仕方がなかったんです。でも、怒られるんじゃないかって勇気がなくて」

大東は笑いながら、「そうでしたか」と答えた。

「確かにブランディングという言葉はずいぶん知られるようになりましたが、いざその本質は何か、と尋ねられたら、ずばりと答えるのは簡単じゃない。えーっと、じゃあ、どこから説明しようかな。そう、一九八〇年代から九〇年代にかけて、多くの企業がコーポレート・アイデンティティを実施しましたよね」

「ＣＩってやつですね」

久松が答えた。

「そう、あれは企業の理念や事業内容、あるいは社会的責任といった、つまり企業文化をわかりやすいメッセージで社会に発信することで、企業の存在価値を高める戦略でした」

「社名を変更して、なんの会社かわからなくなって、結局、元に戻した、なんて話もありましたね」

林田の言葉に「ありました、ありました。バブルの影響もあって、ちょっとしたブームでしたからね」と大東が頷いた。

「誤解を恐れずにいうならば、そのＣＩが二〇〇〇年ごろを境にしてブランディングに移行していきました。ＣＩは企業から社会へ、という流れですが、ブランディングは顧客の視点から発想するのがポイントです。だから高めるのは企業価値ではなく、顧客にとっての価値なんです」

「顧客の視点、顧客の価値……」

「はい。ある商品があったとして、そのよさを顧客が知らないとします。そうですね……、たとえばデジカメの製造過程で環境に配慮しているとして、その情報を企業側が消費者にうまく伝えられていないとします。これは顧客にとって損ですよね？」

「確かに」

「だとしたら、顧客に正しく理解してもらうために手を打って、顧客の価値を最大化しなければならない。コンセプトの設定、ロゴのデザイン、広告、ＰＲなど、マーケティング手法は様々ですが、なんらかの手段を用いて情報を届けて、共感や支持を拡大していく。それがブランディングです」

「なんとなく、わかってきましたが、やっぱり大企業向けのものなんじゃないでしょうか？」

林田が軽く首を傾げて尋ねた。

「ああ、ブランドと言うと、高級品をイメージしますしね。でも、決してそうではありません。価格も規模も関係ない。もっと言えば商品やサービスだけでなく、企業や個人、団体や地域もブランディングの対象となります。要はそのもの本来の素晴らしさを、顧客が理解しやすいように道を整備してあげる。そんなイメージでしょうか」

「ああ、ようやく顧客の視点というのがわかりかけてきました」

頷く林田に大東は優しく微笑んだ。

「逆に中小、零細企業、個人事業主のほうがブランディングにとって有利である、とも言えます」

「ほう、その理由は？」

「ブランディングとは、いわば徹底した差別化でもあります。他と全く違って、この点に特化していると決められれば、顧客にとってこれほどわかりやすいことはありません。たとえば居酒屋に入ってお勧めを尋ねたら、『すべてお勧めです』という答えが返ってきた。これじゃあ選べません。『うちはマグロ専門の居酒屋で、中トロの刺身が一番人気。この安さでこの品質は他にはありません』と言われたら、ほとんどの人が喜んで選ぶでしょう」

「顧客にとって価値が高まっているわけだ」

「そう。これと同じで、企業でも個人でも、徹底した差別化をしなければブランドとして認知してもらえません。そして差別化するうえでは、特化する以外の事業をばっさり捨てなきゃならないことが多い。大企業に比べて、中小、零細企業のほうが小回りがきくし、ある事業から撤退するといっても、人を辞めさせなくて済む可能性が高い。個人ならなおのことですよね。つまり、差別化がしやすいのでブランディングに向いている、というわけです」

「なるほど。個人事業主としては元気が出る話ですね」

「ブランディングという言葉がよく使われるようになってから十数年が経ちますが、ここに来てようやく中小、零細企業が導入を始めたなというのがぼくの実感です。そして、一日でも早く始めたほうがいいと考えています。なんといっても、ブランドは積み重ねですからね。ブランディングの説明は、だいたいこんなところでよろしいでしょうか？　実際に体験していただくのが一番だと思いますし」

林田と久松は何度も頷いた。

【ブランディングスタート！】

「じゃあ、さっそく今日からインタビューをスタートしましょう。いまから2時間ほど、よろしいですか？」

大東はテーブルの上に置いたバインダーを開きながら林田に問う。

「ええ、もちろん。で、私は何をすれば……」

「これから質問に答えていただきます。幅広く尋ねていきますから、そうですね、今日は全体の四分の一を終えられれば御の字。まずはとにかく林田先生のお話をうかがっていきます。その中にブランドコンセプト、つまり差別化できる要素をシンプルにまとめた言葉が隠れているんです。そのうえでブランドコンセプトをわかりやすい文章にしたステイトメントを作成します」

「ブランドコンセプト……ステイトメント……」

「まあ、いまのところはあまり気にしないでください。じゃあ、ここからは沢木にバトンを渡します。林田先生、ぼくたちはいったん外れます。どうぞ、リラックスしてお話しください。舞ちゃん、準備はいいかな？」

「はい」

「じゃあ、よろしく」

大東はバインダーを沢木にわたして退席した。

「林田先生、よろしくお願いします。このインタビューは、そのまま原稿になるものではありませんし、どこかに提出したり、公表したりするものでもありません。どうか構えずにお話しください。前半は先生の価値観を知るための質問です。では始めましょう。先生が歯科医として最も強く思っていること、熱い思いはなんですか？」

「それはすごくシンプルなんです。私は予防歯科を追求したい。これは創業者である父も同じです。この点をしっかりと理解してくださった方が、長年、通ってくれています」

「予防歯科……」

「そうです。一般に歯科医の仕事は歯を削ったり、詰め物をしたり、歯を抜くことだと思われています。確かにいま現在、多くの人にとって歯医者は『痛くなってから行く場所』ですし、むし歯の患者を目の前にしたら、私たち歯科医は適切な処置を施さなくちゃならない。でも、私たちの本当の仕事は人々をむし歯や歯周病から守ることだと思うんです」

「なるほど」

「うちに通ってくだされば一生涯、ご自身の歯で食事をしてもらうことができる。目指すのはそんな医院です」

「林田先生、素晴らしいお考えです。じゃあ、その実現に向けて、どんなことを達成すべきなんでしょうか？　ちょっとだけ遠い未来を見据えてみましょう。十年後は何を達成しているとイメージされますか？」

「十年後か。難しいな」

「どうぞ、時間はありますから、ゆっくり考えていきましょう」

この後、質問は「五年後の中期目標」「一年後の短期目標」と続いた。十年後はかなり漠然としていたが、五年、一年と近くなるにつれてどんどん具体的になっていった。とくに一年後の目標はそのままタスクリストして使えるまでに具体化した。

「じゃあ、質問の方向を少し変えます。林田先生が自分の強みと思っていることはなんでしょうか。十個挙げてみましょう」

「えっ！　十個もですか？　あるかなぁ……」

「みなさん、そうおっしゃいますが、考えていくと十個と言わずたくさん出てきますよ」

「そんなもんですかね。まあ、強みと言ったら、お年寄りの話を聞くのが得意ということでしょうかね。うちはご高齢の方が多いので、歯の話はもちろん、よく世間話もするんですが、何度か『家族にも話していない悩みをしゃべっちゃった』と言われたことがあります」

「ああ、それはすごい強みですよ。いつごろから得意でした？」

「私は忙しい両親の代わりに祖母に育ててもらったようなもので、だからなんでしょうかね。十年ほど前に亡くなりましたが」

「おばあさまはどんな方だったんですか？」

「やさしい人でしたね。孫だからというのではなく、分け隔てなく人に愛情を注ぐ人でした。私にとって祖母は目標とする人物なんです」

林田は沢木の質問に答えるのが楽しくなっている自分に気づいた。そう言えば、これまでの人生、こうして自分自身に関する話を聞いてもらったことなど、なかったかもしれない。

話していくうちに、過去が整理されていくのを感じる。そして、その過程は林田にとって、一種のカウンセリングになっているのだろう、心が落ち着いていく。質問に答えながら、「なるほど、話を聞いてもらうというのは、こういう効果があるのか」と頭の片隅で考えている林田であった。

【言葉の力】

「じゃあ、今日はここまでにしましょう」

時計を見ると、ちょうど二時間が過ぎていた。

沢木がパタンとバインダーを閉じる。インタビューシートがそのまま林田の専用ファイルになるようだ。「いわば私のカルテだな」と林田は思う。沢木は右頬だけにできるえくぼを見せて、「次回までに先生が好きな言葉を十個、考えておいてもらえますか？」と言った。

「好きな言葉か……」

「これも考えてみるとたくさんあるものです。先生ご自身がつくった言葉もあるでしょうし、親や恩師からもらった言葉、本で出会った言葉、なんでも構いません。大事にしている言葉は、先生が大事にしている価値観とも言えます。その価値観をこの世の中に広げていくのが、先生のお仕事ですよね。ブランディングコンセプトを探るのに、とても重要な過程なので、どうかじっくりとお考えください」

「わかりました」

宿題を抱えて帰るというのは実に久しぶりで、林田にとって新鮮な経験だった。「自分の価値観を広げていくのが仕事」というのも、いい考え方だと思う。それが仕事ならば、まずは価値観を言語化しなければ。そう思うと、いま現在、経営理念をはじめ独自の言葉が何ひとつないことが、突然、心もとなく思えてきた。

二回目のインタビューはその翌週、中野の林田歯科医院で行われた。大東とデザイナーの小竹、プランナーの沢木の三人が、実際に医院を見るというのも目的の一つだ。時刻は夜の七時。診療を終えて、スタッフはみな帰宅していた。

事前に準備しておくように言われた医院の図面を大東に渡すと、小竹と二人でそれを見ながらあれこれと話をしている。おそらく、リニューアルのデザインについて可能性を語っているのであろう。二人の背中を眺めていた沢木が振り返って、林田にあのえくぼで微笑みかけた。

「先生、大東と小竹は建物を見て回ると言っていますから、その間、インタビューを先に進めたいと思います。いかがですか？」

「じゃあ、狭いけれど院長室に行きましょう。院長は父ですが、すでに私が自身の仕事スペースとして使っています」

また話を聞いてもらえると思うだけで、心が浮き立つ林田であった。

院長室のデスクを挟んで向かい合う。前回、個人的なことを話したからか、林田は親しい友人を前にしているようにリラックスしている自分を感じていた。

「じゃあ、まずは宿題の『大切にしている言葉』からですね」

インタビューは順調に進み、いよいよブランドイメージの中心となる商品、サービスに関する質問に入る。

「先生が患者に提供したいサービス、商品はなんですか？　複数でも結構です。まずはどんどん出してから、後で優先順位を決めましょう」

「わかりました。やはりまずは予防歯科ですね。定期的に健診に来てもらいたい。それだけで予約が埋まっている状況が理想です」

「これは先生の最も熱い思いでしたね。優先順位は一番で間違いないでしょう。ほかには？」

「私はインプラントをよい技術だと考えています。もちろん、インプラントを使わないで済むならば、それに越したことはありませんが、すでに症状が進行している場合は有効な治療です」

「こちらのインプラントには特徴がありますか？」

「そうですね。そもそもインプラントは……」

仕事の話になると林田はさらに饒舌になった。自分の中にこれだけ語りたいことがあったのかと驚くくらい、次から次に言葉が出てくるのであった。

【プレゼン開始！】

ブランディングが始まってから二ヵ月。今日はいよいよブランドコンセプトのプレゼンテーションが行われる日だ。久松がロゴスタイルのミーティングスペースのドアを開けると、大東と櫻木が肩を叩き合いながら笑っていた。

「あ、久松君、遅かったね。みんなで君を待っていたんだ」

「丈先生、すみません。あれ？」

林田と話し込んでいるのは、海音寺桜子である。

「なんで、桜子さんが？」

久松の憧れの人が、そして事務所を去った人が、目の前に座っていた。

「所長から同席するように言われて来たの。例によって理由はまだ教えてもらっていないけど」

櫻木が久松に向かって「そういうことだ」と言い、目で席に着くように促した。

「よし、全員揃ったから、さっそくプレゼンを始めてもらおう。大東さん、よろしく」

「わかりました。いやあ、この顔ぶれは緊張するなぁ」

大東がつくったプレゼン資料は大型のテレビモニタに映される。よどみなく解説していく大東のプレゼンテーションは、もはやエンターテインメントの領域に達していると久松は感動を覚えていた。

「さて、いよいよブランドコンセプトなんですが、これです」

モニタには『インタビューする予防歯科』という文字が浮かんでいる。

櫻木が「いいね。いい」と言うのを聞いて、大東が笑った。その笑みには安堵の気持ちも入っていただろう。

「林田歯科医院の最大の特徴は、やはり林田先生がお父様から引き継がれた話を聞く能力にあると考えました。そして林田先生ご自身が今回のブランディングに際してインタビューを受けることで、あらためて話を聞くことの重要性にお気づきになったこともふまえて、日本一、患者の話を聞く歯科クリニックを標榜することにしました」

林田は目を閉じて頷いている。

「そしてクリニックの新しい名前ですが、『コミュニオン・デンタルクリニック』を提案いたします」

櫻木が小首をかしげたのは、聞き慣れない響きだったからだろう。

「コミュニオンとは『愛による魂の絆』という意味です。お父様も、そして林田先生もキリスト者であることもあって、この名前を考えました。ちょっと発音しにくいことも、逆にフックになるんじゃないかと」

みんなの視線が林田に集まる。

「コミュニオンとは想像だにしませんでした。いやあ、まったくどこから思いつくんですか。すごいな。私はかなりしっくりきていますし、父もきっと喜ぶと思います」

小竹と沢木が顔を見合わせて「やった」と声に出さずに言い合っている。大東がプレゼンを続ける。

「コンセプトが決まったら、次はロゴタイプとロゴマークのデザインだね。ここからは小竹にがんばってもらいます。さらに医院のリニューアル計画を建築家と一緒に立てます。ホームページのリニューアルも急ぎたいですね。まだ計画はスタートしたばかりですが、林田先生、歯科衛生士さんの採用はすぐに決まると確約します。それにしても、これで少なくともこれからの十年が見えましたね」

「おかげさまで、未来が不安から希望に変わりました。予防を徹底するために、全スタッフとともに学んで、インタビューの達人になります」

ミーティングルームは拍手に包まれ、林田は立ち上がって、「ありがとうございます」と何度も何度も頭を下げた。

【これからも、よろしく】

海音寺桜子は東京駅に隣接する高級ホテルのバーにいた。カウンターの隣に座っているのは、かつての上司である櫻木丈である。ここは彼の定宿で、大東のプレゼンテーションの後、新橋にある櫻木の行きつけの鮨店で食事を済ませてからの流れである。

「繰り返しになるけど、君も絶対に大東さんにブランディングを依頼すべきだ。私たち士業の人間は資格を取ったらそれがひとつのゴールで、自ずと開業できるものと思ってしまう。でも、考えてごらん。普通の会社だったら方向性も理念も決めずにスタートするなんてことがあるだろうか」

「確かにそうですね」

「真っ暗な大海原に海図も持たずに船出するようなものだ。最初のうちにしっかり準備しておいたほうがいい。大まかに言えば、成長スピードが倍になるよ」

「わかりました。でも、大東さん、お忙しいでしょ？」

「大丈夫。開業まで二ヵ月しかないことも、あまり資金がかけられないことも話したうえで、協力してくれることになっている」

「いつ決まったんですか？」

「林田先生の相談を久松君が持ってきたときに」

「所長はいつもそうやってどんどん決めてしまう。私の気持ちなんて無視して」

その言葉を櫻木はじっくり味わっているようだ。

桜子の前にはフレッシュな絞り立てのグレープフルーツのジュースを使ったソルティドックが、櫻木の前にはマッカラン十八年のストレートが置かれた。櫻木が軽くグラスをあげ、微量のウイスキーを口に含む。どんな仕草でも絵になってしまうのが桜子には悔しい。

「海音寺君、ひとつ話しておきたいことがある。あの日、『リコリコ』でのパーティで、君は『事務所に残す選択肢はなかったのか?』と尋ね、私は『なかった』と答えた。いまだったらその理由を話せる」

「理由?」

「私はずっと君が独立することを待っていたんだ。君がうちの事務所に勤めている間は、どうしても上司と部下。君を女性としてみることはできなかったし、ブレーキをかけざるを得なかった。でも、独立してくれれば……」

「くれれば?」

「……単刀直入に言うよ。海音寺君、ぼくと付き合ってくれないだろうか?」

息が詰まった。何度も妄想したシーンだ。しかしこうして現実になると、イメージトレーニングがほとんど役立たないことを痛感する。ようやく絞り出した言葉が「所長……」だった。

「そうそう、その所長という呼び方、そろそろやめてくれないかな」

「まだ、私、最初の問いに答えていません」

少しだけ冷静さを取り戻す桜子だった。

「ごめん。そうだった。それで答は?」

「私、心配事があるんです。ほら、だって、私たちが一緒になったら、櫻木桜子になっちゃうでしょ。八十七分署シリーズのマイヤー・マイヤーとか、ジミヘンのドラムのミッチ・ミッチェルでもあるまいし、『重なり過ぎでしょ』ってみんなに突っ込まれるのは目に見えているし、それに……」

櫻木が突然、饒舌になった桜子の輝く唇に、人差し指をやさしく押し当てる。そのまま下にずらしてあごに当てると、お互いの顔が向き合うように、ゆっくりと導いた。「いやだ、目の前にバーテンダーがいるのに。でも……」。早鐘のような鼓動が全身に広がっていく。

「海音寺君、何はともあれ、これからも、よろしく」

櫻木はそう言って、ふっと笑い、桜子の顔から手を離してグラスをとった。

「えっ?　これで終わりですか?」

「いや、それを言うなら始まりだろう」

「なんと言うか、もっとロマンティックな展開が……」

「そうならないのが君の美点のひとつだと思うけど」

思わず吹き出した桜子のグラスにストレートグラスをなかば強引にぶつけて、櫻木は残りのウイスキーを一気にあおった。春の夜が深まっていく。

（最終話・完）

おわりに

最後までお読みいただきまして、ありがとうございます。

いかがでしたか？

歯科医院に起こる労務問題。ご自分の医院ではなくとも、身近で聞いたことのある話、だったりしませんか？

労働基準監督署の調査や労働組合への対応など、事前に何の対策も立てていないと非常に厳しいことになりますが、事前に就業規則等の院内ルールを整備したり、日ごろからスタッフとのコミュニケーションを密にし、風通しのよい組織を作ることを心がけていたりするだけで、ずいぶん違うものなのです。

私どものクライアント様でも、経営がうまくいっていらっしゃる医院は、スタッフミーティングや個別面談をこまめに行っています。

そのほかに、何事も事前に専門家へご相談されることをお勧めいたします。それだけで、かなりリスクヘッジできるのです。

事が起こってからでは、その対応にかなりのエネルギーが必要となってしまいます。転ばぬ先の杖、歯科でいえば「予防」ですね。これが大切だということが、おわかりいただけたのではないでしょうか？

自覚症状なしに、病状が悪化していることはよくあることですよね。手遅れになる前に、ぜひ行動してください。

最後に、出版にあたり、株式会社デンタルダイヤモンド社様、そして編集担当の木下裕介様に感謝いたします。この本は、月刊デンタルダイヤモンドに二年間連載した内容をベースに、最後の2話を書き下ろしたものです。

また、株式会社チカラの元木哲三氏には、今回もよりよい作品となるようご尽力をいただきました。心より感謝申し上げます。

そして、この本を手に取ってくださった読者の皆様、クライアントの先生方、私たちを支えてくれる事務所のスタッフのみんな、本当にありがとうございます！　今後も弊所の基本理念である【強存強栄】の関係で末永くよろしくお願い申し上げます！

二〇一五年一月　　福田英一　福田真由美

[著者略歴]
福田英一（ふくだ えいいち）
1964年生まれ
1986年　上智大学経済学部経済学科卒業
税理士事務所勤務・税理士登録・FP資格取得
1998年10月　福田税務／労務合同事務所開業
1998年～　東和大学経営工学科非常勤講師
2000年～　株式会社レオパレス21税務顧問
2004年　歯科臨床・心理カウンセラー資格取得
2009年　社会福祉法人　筑前早良福祉会　監事
2013年　経済産業省 経営革新等支援機関 認定

福田真由美（ふくだ まゆみ）
1990年　福岡女子短期大学秘書科卒業
1990年4月　大和証券株式会社久留米支店勤務
1992年7月　同退職
1993年11月　社会保険労務士合格
1994年4月　労働基準協会福岡中央支部勤務
1996年4月　平尾人事労務研究所勤務
1998年10月　福田税務／労務合同事務所に
社会保険労務士として従事

[福田税務／労務合同事務所のあゆみ]
1998年10月　福田税務／労務合同事務所開業（税理士・社会保険労務士事務所）
2009年11月　東京事務所開設
2015年1月末現在　総職員数25名（グループ全体）

[福田税務／労務合同事務所・連絡先]
〒814-0103　福岡県福岡市城南区鳥飼5-20-11　ニューストリートビル
TEL：092-833-5181　FAX：092-833-5182　HP：http://www.fukuda-j.com/

歯科医院経営　労務の起死回生
櫻木 丈があなたの医院を救います

発行日———2015年3月1日　第1版第1刷
著　者———福田英一　福田真由美
発行人———湯山幸寿
発行所———株式会社デンタルダイヤモンド社
〒113-0033
東京都文京区本郷3-2-15　新興ビル
TEL 03-6801-5810（代）
http://www.dental-diamond.co.jp/
振替口座　00160-3-10768
印刷所———能登印刷株式会社